Caroline Makovec

Befreie Dich von den Fesseln der Vergangenheit

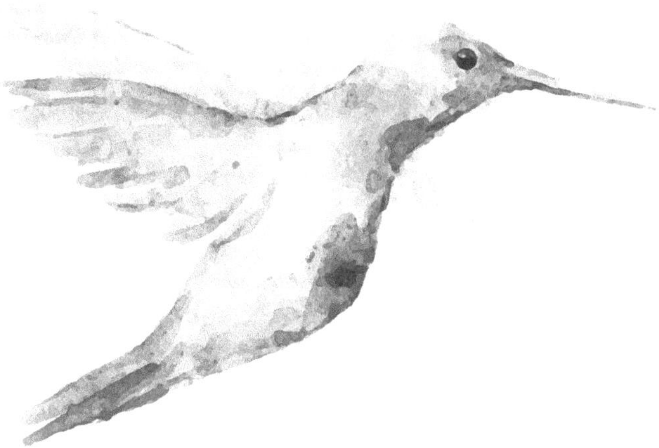

CAROLINE MAKOVEC

BEFREIE DICH

VON DEN FESSELN DER VERGANGENHEIT

9 Wege für Zartbesaitete, um alte Wunden zu heilen

dielus

dielus edition

www.dielus.com

Dieses Buch ist auch als E-Book erhältlich (ISBN 978-3-9822120-7-4)

www.dielus.com

www.twitter.com/dielus_edition

www.facebook.com/dielusedition

www.instagram.com/dielusedition

MIX
Papier aus verantwortungsvollen Quellen
FSC® C083411

BEFREIE DICH VON DEN FESSELN DER VERGANGENHEIT, Caroline Makovec

Taschenbuch ©2021 dielus edition Leipzig.

Impressum siehe: www.dielus.com

Dieses Buch wird von einem unabhängigen Buchverlag verlegt. Es wird versichert, dass keine Beteiligungen durch internationale Investorengruppen, Großverlage oder sonstige Konzerne bestehen. Der Inhalt dieses Ratgebers folgt ausschließlich unabhängigen und fachlich orientierten Gesichtspunkten.

Einband und Buchlayout. dielus edition

Colibri-Elemente in den Grafiken des Einbands
und des Innenteils: ©iStock.com/Zenina

Buchsatz: dielus edition

Lektorat: Maren Klingelhöfer, www.maren-klingelhoefer.de

ISBN: 978-3-9822120-6-7

Made and printed in Germany

Bibliografische Information der Deutschen Bibliothek: Die Deutsche Bibliothek verzeichnet diese Publikation in der Deutschen Nationalbibliografie; detaillierte bibliografische Daten sind im Internet abrufbar über https://portal.d-nb.de

Gewidmet dem inneren Kind in jedem von uns,
das immer noch viel zu oft glaubt,
nicht gut genug zu sein und meinem Vater,
der mich gelehrt hat, an meine Träume zu glauben.

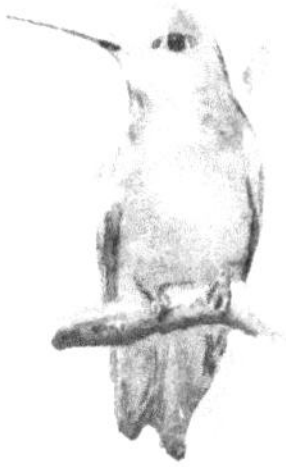

Aus dir gezogen,
wie der Spross eines alten Geschlechts
von Weisen und Sehern, entspringt sie
ganz der Blüte des vollen Monds.

Umrankt von den Dornen des Lebens,
geht sie ihren einzigartigen Weg,
hält niemals an, um lange zu verweilen, sondern übt
sich stets im Loslassen und im Empfangen von Neuem.

Aus dir gezogen, steht sie aufrecht und lässt die Lasten
des Lebens von ihren Schultern gleiten,
ihr langes Haar verschlungen in ihrem Nacken,
dem Fluss des Lebens gleich, verschlungen und doch klar,
so geht sie durch ihr Leben.

Gibt sich hin den Untiefen des Wassers
im Wissen, sicher getragen zu sein,
von einer Macht, die um so viel größer scheint,
als von ihrem Verstand zu erfassen,
und die doch so sanft und liebevoll ihr ganzes Leben lang
ganz sacht und leise an die Tür zu ihrem Herzen klopfte.

Bis sie sie einließ und ihr inneres Feuer von ihr
entzündet wurde, an dem sie sich nun wärmt,
wann immer es draußen kalt und unstet wird.

Dieses Feuer in ihrem Herzen,
das von nun an niemals mehr ausgeht,
hat sie mit Frieden erfüllt,
mit der Wonne puren Seins,
das frei von Bewertung und Urteil seine wärmenden
Strahlen in die Herzen der anderen entsendet,
um dort ein Echo zu erzeugen.

Und dann lässt sie sich davontragen,
von dem stillen Flüstern ihres Herzens,
geborgen und genährt von dieser Stimme, die ihr sagt:

Ich liebe dich.

HAFTUNGSAUSSCHLUSS

Wie in jeder Wissenschaft gibt es auch in der Psychologie ständig neue Erkenntnisse. Sowohl durch die Forschung als auch durch klinische Erfahrungen ändern sich die Behandlungen und Therapien fortlaufend.

Die in diesem Buch enthaltenen Ratschläge, Hinweise, Übungen oder sonstige Inhalte werden von der Autorin und dem Verlag nach bestem Wissen und Gewissen publiziert.

Ansprüche an die Autorin oder an den Verlag auf Ersatz bei jeglichem mittelbaren und unmittelbaren Schaden sind ausgeschlossen, denn dieses Buch gibt keine Anleitung zur Selbsttherapie.

Alle aufgeführten Aussagen der Autorin erheben keinen Anspruch auf Allgemeingültigkeit. Sie sollen Leser oder sonstige Betroffene lediglich informieren und müssen im Einzelfall individuell angepasst werden.

Dieses Buch kann eine fachärztliche, psychologische oder therapeutische Behandlung nicht ersetzen.

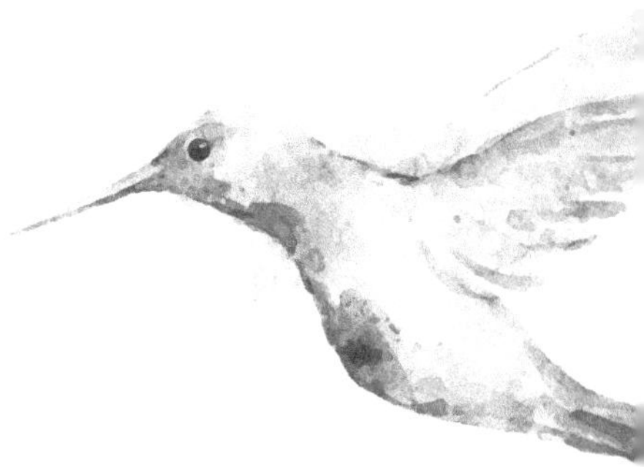

INHALT

Aus Gründen der Lesbarkeit wurde im Text vorwiegend die männliche Form gewählt, dennoch beziehen sich die Angaben auf Angehörige beider Geschlechter.

Zartbesaitete Menschen nehmen in der Außen- wie in der Innenwelt sehr viel wahr und können sich gleichzeitig kaum abgrenzen. Sie haben deshalb ein starkes Bedürfnis nach Ruhe und Rückzug. Zudem sind sie oft viel zu kritisch im Umgang mit sich selbst. Da du dieses Buch in Händen hältst, ist anzunehmen, dass auch du zu diesen Menschen gehörst.

- Hast du das Gefühl, einfach anders zu sein, und wünschst dir, den Schmerz, den dies in dir auslöst, endlich hinter dir lassen zu können?
- Leidest du aufgrund deines zartbesaiteten Wesens unter mangelnder Selbstliebe oder starken Selbstzweifeln und hoffst, dich bald so lieben zu können, wie du bist?
- Hast du als feinfühliger Mensch schwierige Beziehungserfahrungen in deiner Kindheit oder deinem Erwachsenenleben gemacht, die dich prägen und sich auf dein körperliches und psychisches Wohlbefinden und deine Fähigkeit, mit anderen Menschen tiefe, erfüllende Beziehungen zu leben, negativ auswirken?
- Sehnst du dich danach, von deinem Umfeld endlich mit all deinen Gaben und deiner zarten Stärke gesehen zu werden und die aufrichtige Liebe und Wertschätzung zu bekommen, die du verdienst?

Dann hat dieses Buch zum richtigen Zeitpunkt zu dir gefunden, um dich auf deinem Weg zu dir selbst zu begleiten.

In diesem ersten Teil erzähle ich dir zunächst über mein Leben als sehr feinfühlige Frau. Im Anschluss werde ich auf das Thema Feinfühligkeit und Zartbesaitetsein, die damit verbundenen Aufgaben und Herausforderungen sowie auf die belastenden Prägungen deiner Kindheit eingehen. Eine förderliche Auseinandersetzung mit deiner Vergangenheit lässt alte Wunden heilen – die Voraussetzung, um persönliche Freiheit zu erlangen.

Ich lade dich ein, dich mit mir auf die Reise zu begeben. Sie wird uns zu den Höhen und Tiefen, die die Gabe des Zartbesaitetseins mit sich bringen kann, führen.

TEIL I

FEINFÜHLIGE UND ZARTBESAITETE MENSCHEN: HERAUSFORDERUNGEN AUF IHREM LEBENSWEG

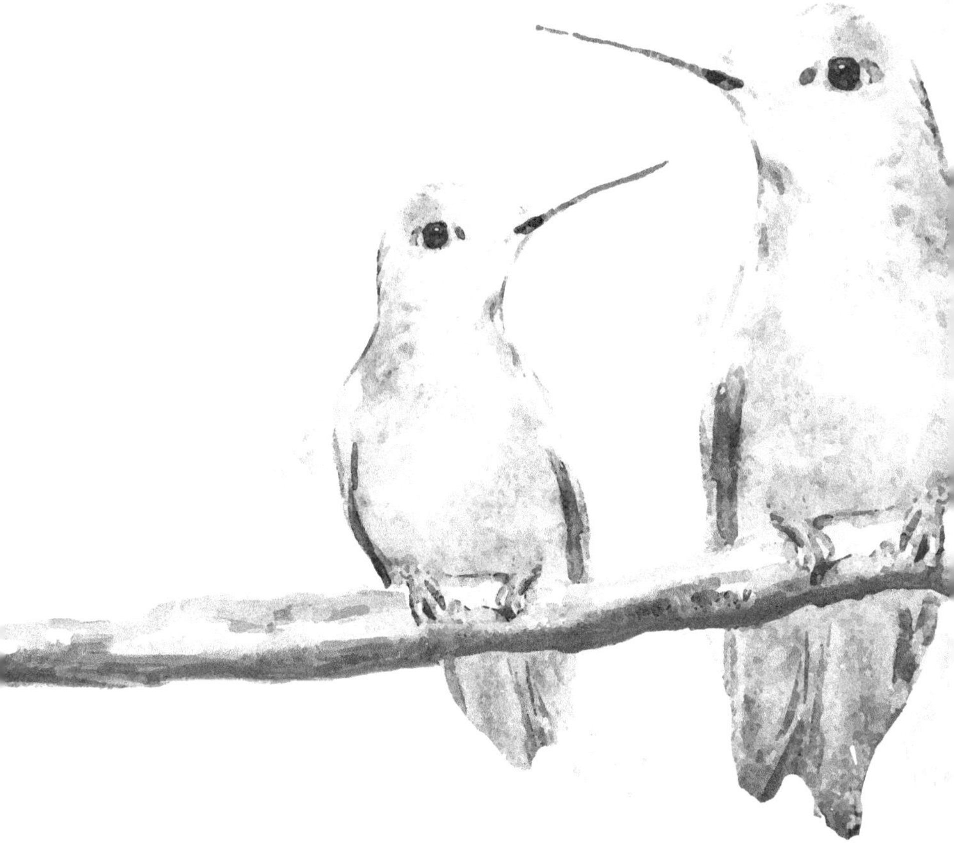

1

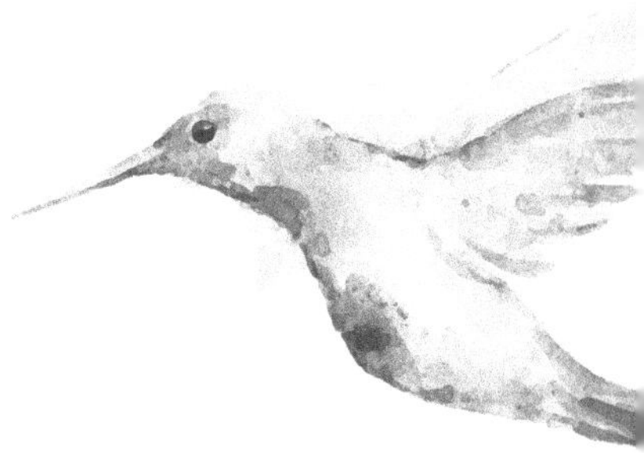

MEINE EIGENE GESCHICHTE

Seit meiner Kindheit habe ich mich anders gefühlt als die Kinder um mich herum, ernster als meine gleichaltrigen Freunde und Freundinnen, berührbarer von den Vorkommnissen zu Hause und in der Schule, offener für die oft unausgesprochenen Bedürfnisse meiner Eltern, Lehrer und einfach all der Menschen in meinem Umfeld. Erst in den letzten Jahren ist mir rückblickend bewusst geworden, dass ich zu den zartbesaiteten Menschen gehöre und bereits in meiner Kindheit sehr feinfühlig war.

FEINFÜHLIGKEIT IN DER KINDHEIT

All das, was mich als feinfühlige Frau heute ausmacht, was ich für mich nun zum größten Teil als Geschenk ansehen und annehmen kann, habe ich über viele Jahre meiner Kindheit als sehr belastend erlebt, vor allem weil ich mich im Vergleich mit anderen immer irgendwie falsch gefühlt habe – nicht gut genug, nicht schön genug, nicht laut genug, zu klug, zu differenziert in meiner Wahrnehmung, zu sensibel –, um dazuzugehören.

Damals wusste ich weder etwas über Feinfühligkeit noch hatte ich eine Vorstellung davon, dass ich ihre Schattenseiten erleben musste, um letztlich die Gaben entdecken zu können. Ich tat mich zu jener Zeit schwer, mich so, wie ich war, anzunehmen, und aus diesem Grund war die Schulzeit für mich eine belastende Erfahrung.

ZURÜCKSTELLEN DER EIGENEN WÜNSCHE

Heute weiß ich, was Feinfühligkeit ist. Höchst feinfühlig oder zartbesaitet zu sein bedeutet, sehr feine Sinne zu haben, wenn es um das Wahrnehmen von Emotionen, Stimmungen, Befindlichkeiten und Wünschen anderer Menschen geht. Oftmals sind sie mir sogar früher bewusst als diesen Menschen selbst. Dieses Einfühlungsvermögen in andere Menschen hat die Schattenseite, dass Feinfühlige oft die eigenen Bedürfnisse zurückstellen, um den Vorstellungen der anderen zu entsprechen. Aus diesem Grund lassen sie auch häufig zu, dass ihre Grenzen überschritten werden und sie sich zu wenig schützen.

Durch diese feinen Sinne und mein Einfühlungsvermögen habe auch ich bereits als Kind spüren können, was meine Eltern, Freunde und andere Menschen gefühlt und von mir erwartet haben. Von mir darauf angesprochen, waren die Reaktionen der anderen aber oft irritierend oder sogar verletzend. Oft bekam ich Sätze wie „Das bildest du dir doch nur ein“ oder „Sei nicht so empfindlich“ zu hören. Da ich glaubte, nicht gut genug zu sein, und mich nicht verstanden fühlte, habe ich mich oft von der Außenwelt zurückgezogen und eine Angst davor entwickelt, mich so zu zeigen, wie ich bin.

LEUGNEN DER EIGENEN FEINFÜHLIGKEIT

Und aus eben dieser Angst, die Liebe meiner Eltern und Freunde zu verlieren, habe ich begonnen, die Gabe meiner besonderen Feinfühligkeit abzulehnen, sie als Schwäche zu betrachten. So habe ich mir schließlich einen Panzer angelegt, um mich zu schützen und meine Sensibilität zu verstecken.

Dieses Ablehnen und Leugnen eines ganz wesentlichen Teils meiner selbst hat sich auf mein Selbstvertrauen und auf meine Identität ausgewirkt. Ich wusste lange nicht mehr, wer ich eigentlich bin, und deshalb habe ich mir eine Maske aufgesetzt, um mich anzupassen. Innere Leere und fehlende Authentizität waren der Preis.

ERFÜLLEN DER BEDÜRFNISSE ANDERER

Ich habe mich selten als das Kind gesehen, das ich eigentlich war, und konnte mich somit auch nicht für meine Einzigartigkeit schätzen. Stattdessen versuchte ich, mich als Mensch zu präsentieren, der ich in den Augen anderer sein sollte.

Ich wurde dafür belohnt, wenn ich funktioniert und um meine eigenen Gefühle, Wünsche und Bedürfnisse nicht viel Aufhebens gemacht habe. Ich habe früh gelernt, dass ich dafür geliebt werde, wenn ich keine Probleme mache, mich anpasse und zur Verfügung stehe, wenn andere Menschen mich brauchen.

FEINFÜHLIGKEIT IM ERWACHSENENALTER

Diese frühkindlichen Prägungen haben mein weiteres (Beziehungs-)Leben nachhaltig beeinflusst. Es hat Jahrzehnte gedauert, bis ich gelernt habe, mich nicht mehr nur durch meinen Intellekt zu definieren, oder dadurch, was ich für andere Menschen tue. Erst dann habe ich erkannt, dass ich ein zufriedenes, erfülltes Leben verdiene, einfach weil jeder Mensch ein solches Leben verdient. Doch zunächst haben sich die Muster meiner Kindheit in meinen späteren Beziehungen wiederholt.

WIEDERHOLUNG VON KINDHEITSMUSTERN

Ich habe in meinen Liebesbeziehungen über viele Jahre die Bedürfnisse meines jeweiligen Partners über die meinen gestellt, habe meine Bedürfnisse oft gar nicht wahrgenommen. Ich zeigte mich stets fröhlich, unbeschwert, unkompliziert. Und dahinter stand für mich wieder diese Angst, alleine nicht (über-)lebensfähig zu sein. So wiederholte ich immer und immer wieder die symbiotische Beziehung meiner Kindheit, indem ich von meinen Partnern in Abhängigkeit geriet.

ANNEHMEN DER EIGENEN GEFÜHLE

Erst als mir mein Körper vor einigen Jahren durch einen massiven Erschöpfungszustand signalisierte, dass es so nicht weitergehen kann, habe ich mehr und mehr verstanden, dass ich mich verloren hatte. Ich nahm meine Symptome ernst und habe mich seither mit den Mustern meiner Kindheit auseinandergesetzt. Ich habe gelernt, meinen Gefühlen nachzuspüren, sie anzunehmen und mehr und mehr meiner inneren Stimme – meiner Intuition – zu vertrauen und mich von ihr leiten zu lassen.

Mittlerweile habe ich erkannt, dass es für mich nichts Wertvolleres gibt, als mich selbst zu lieben. Ich habe erkannt, dass ich die Einzige bin, die die Wunden meiner Kindheit heilen kann, und dass kein Partner mir das geben kann, was ich am meisten brauche: meine eigene bedingungslose Liebe.

HEILSAMES ZULASSEN DER FEINFÜHLIGKEIT

Seither hat sich mein Umgang mit herausfordernden Momenten, die ich in meiner Familie nach wie vor erlebe – und in denen auch alter Schmerz kurz wieder aufflackern kann –, deutlich verändert. Denn ich habe erkannt, welche Stärke in meiner hohen Sensibilität und meinem Einfühlungsvermögen liegt und wie ich damit in meinem Leben und auch im Leben anderer Menschen wirken kann. Und so konnte ich meine Feinfühligkeit endlich wieder als wichtigen Teil meiner selbst zulassen. Dieses Zulassen war enorm heilsam für mich und hat es mir ermöglicht, auch die Schmerzen der Vergangenheit mehr und mehr hinter mir zu lassen.

INTEGRATION VERWUNDETER ANTEILE

Im Prozess meiner eigenen Heilung und der Integration alter, verwundeter Anteile durfte ich viel Neues lernen und in mein Leben aufnehmen.

Ich durfte mich neu kennenlernen. Ich durfte lernen, meine Bedürfnisse und Wünsche wahr- und ernst zu nehmen.
Ich durfte erkennen, welche Gaben ich in mir trage und dass genau die Fähigkeiten, von denen ich als Kind dachte, dass sie die Erwartungen meiner Eltern und Freunde nicht erfüllen, mittlerweile meine größten Schätze sind.

Schließlich habe ich verstanden, dass es nicht meine Aufgabe ist, Menschen vor sich selbst zu schützen – ein Glaube, der meiner kindlichen Allmachtsphantasie entsprang –, sondern dass ich sie bestenfalls dabei begleiten kann, ihren Weg in ein bewussteres Leben zu gehen, wenn sie das selbst aus tiefstem Herzen möchten.

Nach Jahren des Versuchs, es nur den anderen recht zu machen, bin ich nun tatsächlich bei mir selbst angekommen, indem ich meine Erwartungen an mich selbst und andere mehr und mehr losgelassen habe.

Inzwischen bin ich dankbar für das Positive, das Gute, das Geschenk, das in dieser Erfahrung ebenfalls für mich verborgen liegt und das ich mittlerweile annehmen kann.

ERFAHRUNGEN MIT SCHWIERIGEN BEZIEHUNGEN

All meine bisherigen Erfahrungen mit herausfordernden Beziehungen in meinem Leben lehren mich Demut – denn ich habe erkannt, dass ich nicht jedem Menschen helfen kann und das auch gar nicht muss:

- Diese Erfahrungen lehren mich Dankbarkeit – für alles, was ich durch sie erkennen, annehmen und auflösen durfte und darf.
- Sie lehren mich, wie wichtig es ist, Grenzen zu setzen und meine eigenen Bedürfnisse mindestens ebenso wichtig zu nehmen wie die Bedürfnisse anderer.
- Sie lehren mich, daran zu glauben, dass Veränderung möglich ist, wie schwierig die Umstände auch sein mögen.
- Sie lehren mich, dass Liebe unterschiedliche Gesichter haben kann – denn ich weiß, dass jeder Liebe auf seine Art und Weise zum Ausdruck bringt.
- Sie lehren mich zu verzeihen, da nur das Verzeihen es ermöglicht, die Vergangenheit endgültig hinter mir zu lassen.

UMSCHREIBEN DER EIGENEN LEBENSGESCHICHTE

Auf diesen ersten Seiten hast du nun vieles über meine eigene Geschichte erfahren und vielleicht findest du dich ja sogar in dem ein oder anderen Detail wieder. Dennoch geht es dabei letztlich nicht um mich.

Meine Gaben der Feinfühligkeit und Empathie haben es mir nun in den letzten Jahren möglich gemacht, andere Menschen wie dich dabei zu unterstützen, ebenfalls eine neue Sichtweise ihrer Lebensgeschichte zu entwickeln und damit ihre Gegenwart sowie ihre Zukunft umzuschreiben.

So geht es mir in diesem Buch auch darum, dich zum Nachdenken darüber anzuregen, was dich die schwierigen Beziehungen in deinem Leben lehren. Mach dir doch für einen Moment darüber Gedanken, das ist es wert.

Die folgenden Impulse können dich bei diesem Prozess unterstützen (dabei geht es nicht um eine Bewertung im Sinne von richtig oder falsch, sondern darum, ehrlich mit dir zu sein und dadurch die ideale Ausganglage für bewusste Veränderung zu schaffen).

1. Haben Streitigkeiten in deinen bisherigen schwierigen Beziehungen zu einer bewussten Auseinandersetzung mit deinem Gegenüber oder nur zu noch stärkeren Gefühlen von Mutlosigkeit und Frustration geführt?

2. Haben dich verletzende, irrationale, unangemessene Worte oder Taten deines Beziehungspartners auf unbewusste, vielleicht auch unvernünftige Art und Weise reagieren lassen? Hast du sie persönlich genommen?

   Oder bist du emotional bestmöglich auf Distanz zu der Situation gegangen, indem du z. B. ein paar tiefe Atemzüge genommen hast, um dich dann erneut auf deinen Partner einzulassen und entschieden zu agieren, anstatt nur zu reagieren? Hast du vielleicht bewusst Grenzen gesetzt? Auf diese Weise kannst du die Kontrolle über die Ereignisse übernehmen.

3. Hast du versucht, dich in die Lage deines Gegenübers zu versetzen, indem du dir gesagt hast: „Es muss schwer sein für ihn"? Bist du auf diese Weise auf sein Handeln vorbereitet, wirst du automatisch besser bei dir bleiben und gleichzeitig mehr Verständnis für die Position des anderen aufbringen können.

4. Wenn du in deiner Beziehung an einen Punkt gekommen bist, an dem du deine persönliche Grenze erreicht, dich in die Enge getrieben oder sogar gedemütigt gefühlt hast, was hast du dann gemacht? Hast du aufgeben oder hast du dich mutig zu dir selbst mit all deinen Stärken und Schwächen bekannt und Position gegenüber dem Menschen bezogen, der aus dir etwas machen wollte, was du nicht bist?

2

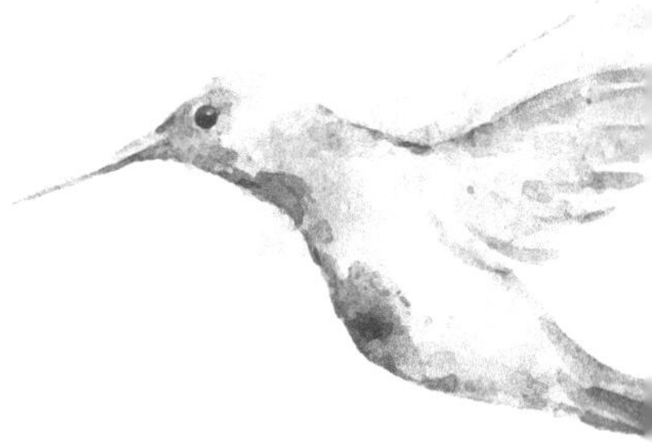

FEINFÜHLIG UND ZARTBESAITET: BESONDERHEITEN

Ich verwende die beiden Worte „feinfühlig“ und „zartbesaitet“ im Weiteren als Synonym für eine erhöhte emotionale Empfindsamkeit. In diesem Sinn kann Feinfühligkeit Gabe und Fluch gleichermaßen sein.

WODURCH ZEICHNET SICH FEINFÜHLIGKEIT AUS?

Feinfühligkeit befähigt Menschen zu außerordentlichen Wahrnehmungsleistungen. Feinsinnig zu sein bedeutet, ganz tief blicken zu können – in die Seele und die Herzen anderer Menschen. Somit ergründet Feinfühligkeit die tiefsten Wünsche, Sehnsüchte, Bedürfnisse, Ängste und Unsicherheiten anderer innerhalb eines Augenaufschlags. Sie erkennt die Wunden, die in Kinderseelen geschlagen wurden. Schönes und Hässliches empfindet sie sehr stark.

In ihrer erlösten Form geht es ihr nicht um Selbstzweck, es geht ihr nicht um Befriedigung des eigenen Egos, sondern sie trägt ihr seidiges Gewand zum Wohle aller, die sich darin einhüllen wollen, sich darin gesehen, angenommen und getragen fühlen. Feinfühligkeit ist Wärme, Weichheit und Sanftheit. Sie gibt, oft ohne zu nehmen. Durch sie können tief Verwundete wieder leichter Glauben und Hoffnung fassen.

So lange sie noch unerlöst ist, wird sie aber auch zu einer Last für die, die sie tragen müssen. Sie schafft es, zu schöpfen und zu erschöpfen, sie kann bitterer Nektar sein für die, die sie in sich bergen. Sie ist gleichzeitig Schatz und Goldgräber an der eigenen Seele, die sich oft genug verschließen muss, um nicht der Gier des eigenen Egos nach Bestätigung sowie der Bedürftigkeit anderer zum Opfer zu fallen.

Sie strahlt in den hellsten Farben, wenn sie aus den Tiefen der Seele ans Licht kommt, und ist tiefschwarz und steinern wie ein Gefängnis, wenn sie Zwängen, Konventionen und der Anpassung unterworfen ist.

Feinfühligkeit ist wie eine zarte Blume, die geliebt, genährt, behütet und beschützt werden möchte, um gesund zu gedeihen, um sich und andere an ihrer Vollkommenheit zu erfreuen.

DIE AUFGABE ZARTBESAITETER MENSCHEN

Es ist die Aufgabe von uns zartbesaiteten Menschen, dafür zu sorgen, dass unsere Feinfühligkeit ihr Potenzial in uns entfalten kann – ihr Potenzial zur Weitsicht, zur Innenschau, zu Tiefgang und Leichtigkeit. Sie lässt uns spüren und fühlen, was in uns selbst und anderen steckt, kann uns die Augen für die Wunder des Lebens öffnen und all das voller Liebe zum Ausdruck bringen.

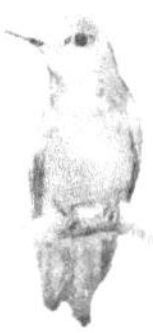

Je erlöster wir unsere Feinfühligkeit leben können, desto freier fühlen wir uns. Und das gelingt umso besser, je mehr wir von unseren alten und belastenden Glaubensmustern und Prägungen hinter uns gelassen haben.

Wenn wir unsere Feinfühligkeit akzeptieren, kann auch eine weitere Fähigkeit, unsere hohe empathische Begabung – also die Veranlagung, uns in andere Menschen einzufühlen und als verständnisvolle Zuhörer unsere Hilfsbereitschaft und Anteilnahme zum Ausdruck zu bringen – am gewinnbringendsten für andere, aber auch für uns selbst zum Einsatz kommen.

Und das wiederum setzt voraus, dass wir in erster Linie gut auf uns selbst achten. Denn wir können uns nur in andere einfühlen, wenn wir auch uns selbst wichtig nehmen.

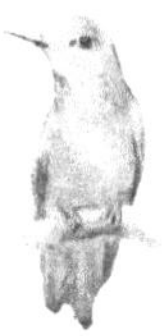

Je öfter wir unsere Aufmerksamkeit also auf uns selbst richten, desto empathischer sind wir im Umgang mit anderen Menschen.

Tun wir das nicht, geraten wir in Gefahr, uns mehr an der Außenwelt zu orientieren als an uns selbst. Damit verlieren wir aber auch den Zugang zu unserem mächtigsten Verbündeten, unserer Intuition.

INTUITIVE BEGABUNG

Und genau diese intuitive Begabung – also die Einsicht in im Unbewussten abgespeicherte Informationen, die dem Verstand nicht direkt zugänglich sind und die weniger sensiblen Menschen verschlossen bleiben – bietet uns einen Zugang zu Bewusstseinsebenen, die oft mit einer erweiterten Wahrnehmung einhergehen.

Unsere Feinfühligkeit umfasst auch ein empathisches Verständnis für andere Lebewesen wie Tiere oder Pflanzen sowie eine nuancenreiche Wahrnehmung der Beziehung zwischen Menschen, Dingen und Situationen sowie von zukünftigen Entwicklungen. Besonders Letzteres stellt eine Gabe dar, die oft mit einer hellsichtigen Wahrnehmung der Zukunft verwechselt wird. Doch ist diese Begabung weniger eine tatsächliche Befähigung, Visionen von zukünftigen Ereignissen zu erhalten, sondern vielmehr ein intuitives Wissen, das sich nach eingehender Prüfung aus allen wahrgenommenen und verarbeiteten Reizen als logische Konsequenz einstellt.

Durch die oben erwähnte facettenreiche Wahrnehmung unterschiedlichster Formen von Beziehungsgeschehen haben wir im Allgemeinen eine gute Menschenkenntnis, spüren rasch, wenn „etwas in der Luft liegt", wie Missstimmungen, Unstimmigkeiten oder Atmosphärisches allgemein (siehe auch Kapitel 3, Teil I).

TENDENZ ZUR VERZERRTEN WAHRNEHMUNG

Trotz all der augenscheinlichen Vorteile unserer Feinfühligkeit dürfen wir aber nicht außer Acht lassen, dass unsere Einschätzung doch auch einer gewissen Subjektivität unterworfen ist, die wir nicht ignorieren sollten, da uns sonst sehr wahrscheinlich immer wieder Fehldeutungen unterlaufen werden. Die damit verbundene Enttäuschung könnte im schlimmsten Fall dazu führen, dass wir unserer Intuition nicht mehr im selben Maß vertrauen können. Aber das können wir durchaus – und zwar dann, wenn wir zu unterscheiden lernen, wann unsere Prägungen, also unsere alten kindlichen Muster, aus uns sprechen, die unsere Wahrnehmung verzerren können, und wann es sich tatsächlich um unser intuitives inneres Wissen handelt.

GEFAHR DER REIZÜBERFLUTUNG

Durch unser komplexes Innenleben und eine tiefere Art, zu reflektieren und nachzudenken, fühlen wir uns oft wohler, wenn wir alleine sind oder uns im Gespräch mit vertrauten, ähnlich feinfühligen Menschen befinden. Menschenmengen, wie sie auf Großveranstaltungen, in Einkaufszentren oder in öffentlichen Verkehrsmitteln anzutreffen sind, gehen wir wenn möglich aus dem Weg, was von anderen manchmal als menschenscheu oder gar ängstlich angesehen wird. Dies liegt in erster Linie allerdings an der Gefahr der Reizüberflutung, die gerade in solchen Situationen besonders groß ist. Je besser wir gelernt haben, uns in gesundem Maß abzugrenzen, umso leichter wird uns jedoch auch der Umgang mit den oben genannten Situationen fallen. Wir verlieren uns dann weniger in der Außenwelt, fühlen uns in uns selbst ausreichend gehalten und geschützt und können so in Übereinstimmung mit unseren individuellen Vorlieben auf eine für uns stimmige Weise am sozialen Leben teilhaben.

VIELSCHICHTIGES DENKEN

Abschließend möchte ich noch auf die Besonderheit der Denkprozesse feinfühliger Menschen eingehen. Unsere Fähigkeit, übergreifend und vernetzt zu denken, kann nach außen hin manchmal den Eindruck erwecken, dass wir langsam seien. Das genaue Gegenteil ist jedoch der Fall. Wir verarbeiten eine Unzahl an Eindrücken und Impulsen gleichzeitig, wägen Handlungsalternativen gründlich ab und entscheiden auf Basis unserer hohen moralischen und ethischen Vorstellungen. Dieser innere Prozess führt dann auch meist zu einem verantwortungsvollen, weitsichtigen, besonnenen Ergebnis.

Verlieren wir uns jedoch in all den Eindrücken und den daraus resultierenden Gedanken, kann diese Vielschichtigkeit zu einem Problem werden, weil sie unsere Handlungsfähigkeit lähmen und in belastendem Grübeln enden kann. Damit das nicht passiert, sollten wir lernen, unserer Intuition mehr zu vertrauen und Einfachheit zu kultivieren. Wie all das gelingen kann, erfährst du im zweiten Teil dieses Buches.[1]

3

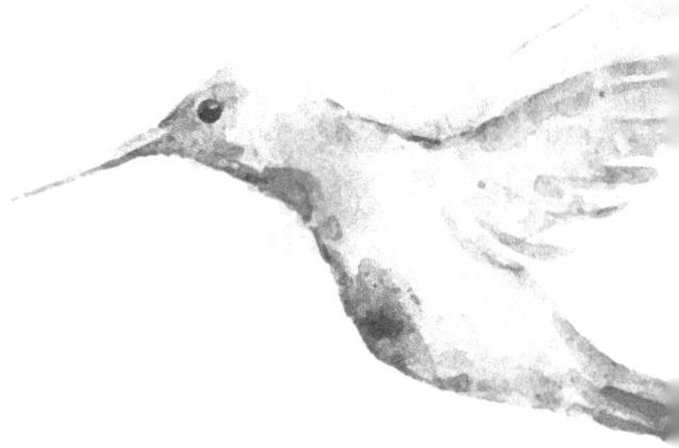

INTUITION: ANLAGE, ABKEHR UND RÜCKBESINNUNG

Mit feinen Sinnen werden viele, wenn nicht gar alle Menschen geboren. Als Babys und Kleinkinder haben wir noch einen guten Zugang zu unserer Intuition. Dieses Urwissen ist noch nicht vom Verstand oder den Anforderungen der Außenwelt überlagert.

DAS KIND UND SEINE INTUITION

Das Baby sieht sich noch auf gesunde Art und Weise als Zentrum seiner Welt. Zunächst geht es ihm um die Befriedigung seiner Bedürfnisse und erst, wenn diese gestillt sind, beginnt sich sein Interesse wieder in die Außenwelt zu verlagern. Es ist eine Art Tanz, ein harmonisches Miteinander von Innen- und Außenorientierung, von Befriedigung des Selbst und Inspiration durch äußere Reize.

Bei diesem zunächst selbstbestimmten Tanz übernehmen in den folgenden Jahren oft zunehmend die Stimmen der Außenwelt die Führung. Damit wird das Gefühl für die eigenen Bedürfnisse, das das Kleinkind noch verinnerlicht hat, mehr und mehr durch ein Erspüren der Bedürfnisse anderer Menschen ersetzt. Das eigene Universum, das das Kind zunächst noch für sich selbst darstellt, wird abgelöst durch ein Multiversum von Stimm(ung)en, Meinungen und Ratschlägen anderer, die dem Kind beizubringen versuchen, was es bedeutet, richtig zu leben.

Die lauten Stimmen in der Außenwelt machen es schwerer, der leiseren inneren Stimme der Intuition zu folgen oder sie überhaupt wahrzunehmen. Und so wird sie noch leiser und gerät mehr und mehr in Vergessenheit, während das Kind – mittlerweile bereits zum Teenager geworden – seine Sensibilität nur noch als lästiges Überbleibsel einer vergangenen Zeit versteht.

ABKEHR VON DER INTUITION

Wird die innere Stimme über Jahre verleugnet und wird ihr mit Unverständnis und Geringschätzung im Inneren wie im Äußeren begegnet, wenn sie sich doch einmal deutlicher zu Wort meldet, kann sie zunehmend von dem Glauben überlagert werden, dass man sich eine raue Schale zulegen müsse, um in dieser Welt zu bestehen. Das Öffnen nach innen wird mehr und mehr als Schwäche, als unnütze Spielerei verstanden, und so wird auch dieses intuitive Wissen letztlich in den äußersten Winkel des Bewusstseins verdrängt, vielleicht manchmal noch spürbar als ferne Sehnsucht nach Individualität, nach Verbundenheit mit einem tieferen Wissen oder nach innerer Orientierung.

RÜCKBESINNUNG AUF DIE INTUITION

Manchmal bedarf es einer Krise, damit wir uns wieder auf uns selbst zurückbesinnen. So beginnen wir, wieder hellhöriger zu werden und nach innen zu spüren, wenn die äußere Stabilität ins Wanken gerät. In diesen Zeiten des erzwungenen Rückzugs aus der Außenwelt gewinnt die Stimme der Intuition erneut an Bedeutung und stellt langsam, aber sicher das Gleichgewicht der Kräfte in unserem Leben wieder her.

Schließlich breiten die dunklen Begleiter ihre Schwingen aus, lösen damit ihre eiserne Umklammerung der Seele in Form von Depression, Angst und Selbstzweifel, die sie über eine lange Zeit niedergerungen haben, und steigen aus dem Unbewussten in die Höhen des Bewusstseins empor. Sie gelangen an die Oberfläche, an jenen Ort, wo sie letztlich von der Macht erlöster Sensibilität transformiert werden können.

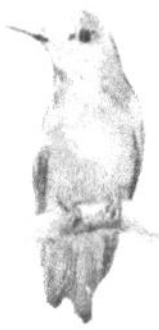

Ein krisenhaftes Geschehen ist letztlich ein Geschenk des Lebens an uns, das die Karten neu zu mischen vermag.

Wenn der Mensch dieses Geschenk anzunehmen versteht, ist wieder alles möglich. Denn dann kehrt er zurück auf seinen eigentlichen Pfad, und durch seine Intuition und innere Weisheit gelenkt, wird er tiefe Leidenschaft, Erfüllung und inneren Frieden erfahren.

4

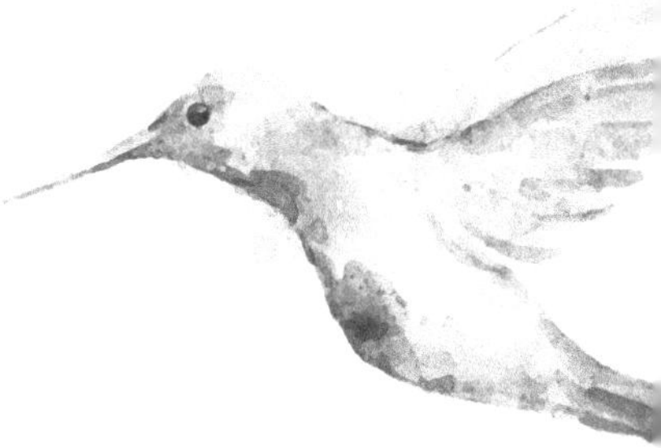

AUSWIRKUNGEN MANGELNDER EMPATHIE AUF ZARTBESAITETE KINDER

Erfahrungen mangelnden Einfühlungsvermögens in die Bedürfnisse unserer Kinderseele waren gerade für uns sehr feinfühlige Menschen oft ein Grund, warum wir den Glauben an unseren Wert früh verloren und uns nicht mehr getraut haben, uns so zu zeigen, wie wir sind.

FRÜHE ERFAHRUNGEN MANGELNDER WERTSCHÄTZUNG

Erfahrungen von fehlender Geborgenheit, fehlendem Schutz und Trost, meist Anzeichen einer elterlichen Überforderung, und damit verbundene unreflektierte Aussagen wie „Ich versteh dich nicht", „Aus dir wird nie etwas", „Das hab ich dir ja gleich gesagt", „Ich wusste gleich, dass du das nicht kannst", „Da bist du selbst schuld", „Dann hab ich dich nicht mehr lieb" können sich uns einprägen und zu Glaubenssätzen werden. Je früher im Leben wir diese Erfahrungen machen, desto stärker können sie unser Leben bestimmen. Und damit können diese Glaubenssätze auch noch Jahrzehnte später unsere Erfahrungen in Liebesbeziehungen, in Freundschaften, im Beruf sowie in der Beziehung zu uns selbst beeinflussen. Sie können massiven Einfluss auf unser Selbstbild haben, also auf die Art und Weise, wie wir über uns denken, wie wir uns wahrnehmen und was wir uns selbst gegenüber empfinden. Dies ist aber nicht zwangsläufig der Fall.

ENTWICKLUNG VON SELBSTVERTRAUEN

Das Ausmaß an Wertschätzung, das ein Kind in seinen ersten sechs Lebensjahren erfährt, galt über Jahrzehnte in der Psychologie als wichtigster Faktor für den Grad der Ausprägung seines späteren Selbstvertrauens und der Fähigkeit, sich in all seinen Facetten annehmen zu können.

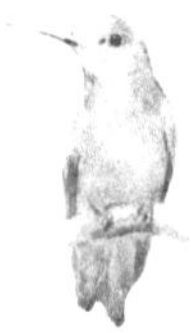

Neuere Entwicklungen wie z. B. in der psychotherapeutischen Schule der Existenzanalyse und Logotherapie legen nahe, dass diese Basis, das sogenannte Ur- und Grundvertrauen, auch im Erwachsenenleben durchaus noch ausgebildet werden kann.

Während aus den Vertrauenserfahrungen mit anderen Menschen (sowohl während der Kindheit, aber auch im Lauf des späteren Lebens) das Urvertrauen entsteht, drückt sich das Grundvertrauen in der Summe aller Vertrauenserfahrungen eines Menschen aus. Und dazu zählen „neben den zwischenmenschlichen auch Erfahrungen von Halt und Beständigkeit der Welt. Es beruht auf der Wahrnehmung eines tiefen, letzten Gehaltenseins in der Welt, das wir ahnend empfinden".[2]

PERFEKTIONISMUS FEHL AM PLATZ

Dennoch wird heute vielfach vermittelt, dass eine Entwicklung in Richtung Vertrauen und Liebe zu sich selbst nur dann möglich ist, wenn es den Eltern gelingt, dem Kind wann immer möglich Wärme, Schutz, Fürsorge, Trost und Geborgenheit zu schenken, es in seinem Streben nach Unabhängigkeit zu unterstützen und in seiner kognitiven und sozialen Entwicklung zu fördern. Auch wenn dieser bewusste und liebevolle Umgang mit einem Kind natürlich wünschenswert ist, fühlen sich viele Eltern dadurch gleichzeitig unter Druck gesetzt, da sie mehr und mehr im Glauben handeln, perfekt sein zu müssen und keine Fehler machen zu dürfen, um ihrem Kind nicht zu schaden.

Doch Perfektionismus ist hier fehl am Platz. Denn zum einen hängt das Vertrauen und die Liebe eines Menschen zu sich selbst, wie wir eben erkannt haben, nicht allein von den Erfahrungen der Kindheit ab, und zum anderen ist Fehlermachen durchaus erlaubt. So ist ein konstruktiver Umgang mit Fehlern auch eine wichtige Eigenschaft, die es in Kindern zu entwickeln gilt. Der beste Umgang mit Fehlern ist der, sie sich zu erlauben, sich ihnen zu stellen, wenn sie geschehen, und sich selbst gegenüber eine verzeihende, einsichtige und veränderungsbereite Haltung einzunehmen.

EINGESTEHEN VON FEHLERN

Fehler sind eigentlich nie das ursächliche Problem. Das Problem entsteht erst dann, wenn wir versuchen, sie zu verhindern oder zu verschleiern, anstatt sie vor uns selbst und den Menschen, die in die Situation involviert waren, insbesondere vor unseren Kindern, zuzugeben und uns gegebenenfalls dafür zu entschuldigen.

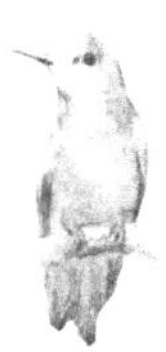

Uns einen Fehler einzugestehen und uns dafür zu entschuldigen, ist kein Zeichen von Schwäche, sondern zeugt von Mut und der Übernahme von Selbstverantwortung.

Eigenverantwortung und einen ebenso reflektierten wie toleranten Umgang brauchen wir auch rückblickend – gerade in Bezug auf jene Phasen unserer Kindheit, in denen unsere Eltern selbst keine Verantwortung für ihr Handeln und damit für die negativen Prägungen, denen wir ausgesetzt waren, übernommen haben.

PRÄGUNGEN IM KINDESALTER

Feinfühlige Menschen, denen in ihrer Kindheit wenig empathisch begegnet wurde, haben die Art und Weise, wie sie später mit sich umgehen, nicht in die Wiege gelegt bekommen. Sie haben in ihren ersten Lebensjahren gelernt, sich anzupassen, sich klein zu machen und nicht weiter aufzufallen oder aber, zu rebellieren und ihrer Enttäuschung, Frustration und Angst auf diesem Weg Ausdruck zu verschaffen. In beiden Fällen läuft es – wie wir bereits gehört haben – oft darauf hinaus, dass sie beginnen, ihre Sensibilität abzulehnen und ihren inneren Impulsen zu misstrauen.

Daran sieht man, welch starken Einfluss Prägungen im Kindesalter auf das gesamte Leben nehmen – in negativer, aber auch in positiver Hinsicht. Das Baby oder Kind kann nicht bestimmen, von welchen Erlebnissen es sich prägen lassen und auf welche es lieber verzichten möchte. Es saugt auf, was ihm entgegengebracht wird. Und so werden die Zeilen seines Lebensbuches immer auch mit den Prägungen der Eltern, der Großeltern und der Generationen davor beschrieben, also mit den Erfahrungen, die all diese Menschen im Laufe ihres Lebens gemacht haben und die sie – entweder reflektiert, in den allermeisten Fällen aber wahrscheinlich unreflektiert – an ihr Kind weitergegeben haben.

INDIVIDUELLE REAKTIONEN AUF BELASTENDE PRÄGUNGEN

Jedem Kind ist aber durchaus seine eigene Persönlichkeit, sein Charakter, ein spezieller Grad an Sensibilität und psychischer Widerstandsfähigkeit gegeben. Und so geht jedes Kind auch in seiner ihm spezifischen Art mit den Einflüssen der Umwelt um. Es nimmt sie feinfühlig auf und verinnerlicht sie, orientiert sich daran und akzeptiert sie als unumstößliche Wahrheit. Oder aber es geht nicht mit den Einflüssen in Resonanz, einfach weil sie bei ihm nicht auf fruchtbaren Boden fallen. Und das bedeutet nun auch, dass belastende Erfahrungen nicht für jedes Kind drastische Folgen haben müssen.

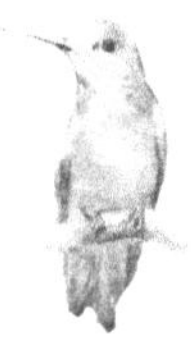

Manche Kinder gehen erstaunlich ausgeglichen aus einer belasteten Kindheit hervor, während andere ihr restliches Leben schwer an den Folgen zu tragen haben. Aber bei den meisten liegen die Auswirkungen irgendwo dazwischen.

Erfahrungen von mangelnder elterlicher Empathie müssen also für uns als zartbesaitete Minderheit nicht per se lebenslänglich negative Konsequenzen haben, und dennoch haben sie bis zu dem Zeitpunkt, an dem wir den Ausweg aus diesem Dilemma erkennen, in vielen Fällen Störungen der sozialen Kompetenzen und der allgemeinen psychischen und/oder körperlichen Gesundheit zur Folge.

Die ehemals unbeschriebenen Blätter unseres Lebensbuches wurden von uns allen also Tag um Tag mit den schönen und weniger schönen Erfahrungen unserer Kindheit gefüllt. Und unsere Kinderseele hat alles aufgenommen wie ein Schwamm. Manchmal mögen wir erfahren haben, dass wir einzigartig und gut sind, genauso wie wir sind.

Dann haben wir uns geliebt, gesehen und wertgeschätzt gefühlt. Manchmal mögen wir uns in unseren Bedürfnissen und Wünschen, in unseren Begabungen und unserem kreativen Ausdruck abgelehnt und unverstanden gefühlt haben. In seltenen Fällen haben wir sogar körperliche oder auch emotionale Übergriffe bis hin zu Missbrauch erfahren. Mit all diesen Umständen musste unsere junge Psyche umgehen, und je nach Verarbeitungsweise haben sich daraus unterschiedliche Konsequenzen für uns und unser weiteres Leben ergeben.

OPFER DER UMSTÄNDE?

Oft ist eine der folgenschwersten Konsequenzen die, dass wir unbewusst beschließen, uns fortan als Opfer der Umstände zu betrachten. Das Gefühl, vom Wohlwollen anderer abhängig zu sein, wie es in unserer Kindheit ja tatsächlich der Fall war, beginnt, sich auszubreiten. Obwohl wir bereits erwachsen sind, fühlen wir uns immer noch abhängig, möglicherweise nach wie vor von der emotionalen Zuwendung unserer Eltern, wahrscheinlicher aber von der Liebe unseres Partners, unserer Kinder, der Bestätigung durch unseren Chef, unsere Kollegen oder unsere Freunde. Und falls wir nicht bekommen, was wir uns wünschen oder insgeheim erwarten, scheint es zunächst einfacher, die Schuld für unsere Enttäuschung beim anderen zu suchen.

Dann drängen sich Gedanken in den Vordergrund wie: „Ich hab ja eh schon immer gewusst, dass mich mein Partner nicht wirklich liebt“, „Ich bin für meine Kinder ja nur die Köchin und Putzfrau“, „Was hab ich mir auch von meinem Chef erwartet, es war ja klar, dass er meinen Kollegen bevorzugen wird“. Diese Gedanken spiegeln unsere alten Prägungen deutlicher wider als die tatsächliche aktuelle Situation. Nur sind wir so tief verstrickt in unsere Glaubensmuster, dass uns diese Wahrheit (noch) nicht auffällt. Anstatt zu erkennen, dass wir jede Situation in der Außenwelt – und sei sie noch so unangenehm – aufgrund der Erfahrungen unserer Kindheit selbst erschaffen und damit eigentlich auch die Macht zur Veränderung in der Hand haben, vergraben wir uns in unserem Leid und sehen uns als Opfer der anderen.

Und selbst wenn die Verantwortung für die belastenden Erfahrungen unserer Kindheit bei den Menschen liegt, die uns mangelnde Empathie entgegengebracht haben, sind sie dennoch nicht an späteren Schwierigkeiten in unserer Lebensbewältigung Schuld.

VON DER OPFERHALTUNG ZUR SELBSTVERANTWORTUNG

Natürlich ist es eine wichtige Voraussetzung zur Gesundung, dass wir lernen, unsere Verletzungen, Wunden und Traumata, die wir ursprünglich durch das fehlende Einfühlungsvermögen der wichtigen Bezugspersonen unserer Kindheit erlitten haben, ernst zu nehmen. Es ist wichtig, dass wir dem Schmerz nachspüren, ihn da sein lassen und ihm Raum geben – und das, so oft es dessen bedarf, und es kann durchaus eine lange Zeit in Anspruch nehmen, um die Auswirkungen zu begreifen, die die belastenden Erfahrungen in unserer Kindheit auf unser gesamtes Leben haben.

In diesem Prozess geht es im Unterschied zu einer passiven Opferhaltung aber um eine aktive Aufarbeitung der Vergangenheit mit dem bewussten Ziel, das eigene Leben im Hier und Jetzt und damit auch in der Zukunft zu verändern.

Sobald wir das verstehen – uns verstehen –, ist es uns leichter möglich, einen Schritt weiterzugehen, hinaus aus eben jenem Opferbewusstsein und der damit verbundenen Passivität (die in unserer Kindheit ein wichtiger Schutz war), hin zu zunehmend mehr Akzeptanz dessen, was war, zu Selbstannahme und der Übernahme von Selbstverantwortung in Bezug auf unsere zukünftige Lebensgestaltung.

Dies bedeutet, unser Leben in die Hand zu nehmen, zu lernen, trotz allem Ja zum Leben zu sagen, ohne zu vergessen, was uns widerfahren ist und wie uns diese Erfahrungen geprägt haben. Es bedeutet, Ja zu sagen zu unserem ganzen Sein, zu den verletzten und angstvollen kindlichen Anteilen genauso wie zu unserer Kraft, unserer Intuition und dem ganzen Potenzial, das wir trotz – oder vielleicht sogar wegen – der emotionalen Entbehrungen in uns tragen.

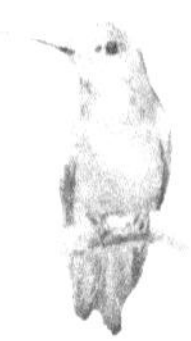

Wir sind möglicherweise die erste Generation in der Geschichte unserer Familien, die sich traut, aus dem Schatten des passiven Opferdaseins zu treten und für uns einzustehen.

ABLEGEN DER OPFERROLLE NACH GENERATIONEN

Der Schatten des Opferdaseins liegt auch über den Menschen, die es nicht besser wussten und uns als Kinder nicht die gebührende Wertschätzung zuteilwerden ließen. Sie haben es nicht geschafft, die Prägung durch ihre eigenen Eltern zu überwinden. Sie haben es nicht geschafft, sich mit dem eigenen Schmerz, den eigenen Wunden und Verletzungen zu konfrontieren. Und damit haben sie es auch nicht geschafft, sich anzunehmen und lieben zu lernen, in allem, was sie ausmacht. Sie sind Opfer geblieben, weil sie sich bewusst oder unbewusst dafür entschieden haben, dass es leichter ist, in der Opferrolle zu verharren, als sie in einem Akt der Befreiung abzulegen und für sich und das eigene Leben einzutreten.

Ich wünsche mir für dich, dass es dir immer leichter fällt, diese Rolle zu durchschauen und aus dieser Bewusstheit heraus Schritt für Schritt in dein eigentliches, wahres Leben und damit zu deiner Bestimmung als feinfühliger Mensch zu finden.

5

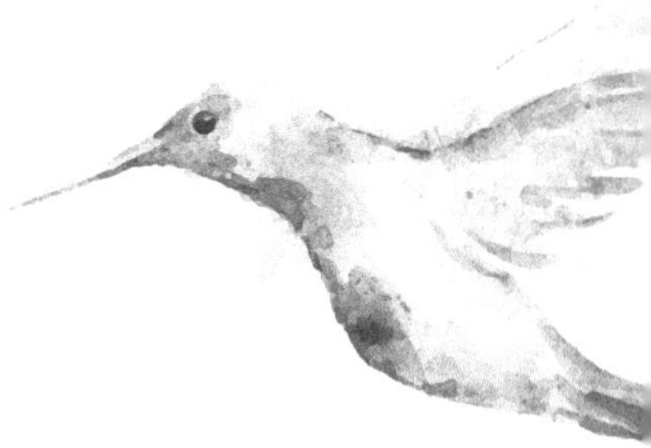

FEINFÜHLIGKEIT, VERLETZLICHKEIT UND RESILIENZ

„Sie geht ihren Weg. Sie geht ihn frei und selbstbestimmt. Doch das war nicht immer so. Über lange Zeit hinweg hat sie sich verborgen gehalten. Denn ihre Gaben, ihre Sensitivität, ihre Berührbarkeit, ihre Feinfühligkeit, ihr empathisches Wesen haben einen großen Widersacher, und das ist die Angst davor, verletzt zu werden."

Die Entwicklung heraus aus der hohen Verletzbarkeit hin zu einem freien, selbstbestimmten, resilienten Umgang mit den Gaben der Feinfühligkeit wird sich früher oder später so oder ähnlich anfühlen, doch zunächst muss noch ein herausfordernder Weg zur Bewusstwerdung gegangen werden.

ANGST VOR KONFLIKTSITUATIONEN

Feinfühligkeit birgt auch die Gefahr, Kritik, Unmut, Widerstand und Abwehr der Außenwelt persönlich zu nehmen und mit Rückzug darauf zu reagieren – besonders dann, wenn in der Feinfühligkeit noch unerlöste Anteile aus der Kindheit mitschwingen. Da wir zartbesaiteten Menschen im Umgang mit anderen sehr vorsichtig sind und uns erst mehrmals überlegen, ob es angemessen ist, sich kritisch zu äußern, sind wir nicht vorbereitet auf ein Gegenüber, das ohne lange darüber nachzudenken, einfach ausspricht, was ihm in den Sinn kommt.

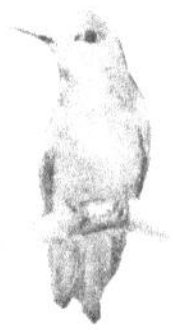

Es ist uns so unangenehm, uns zu konfrontieren oder auch nur zu verteidigen, dass es uns sogar körperliches Unbehagen bereiten kann, wenn wir uns in einer Konfliktsituation befinden.

ÜBERTRIEBENES SCHULDBEWUSSTSEIN

Da weniger sensible Menschen dieses empfindsame Verhalten oft als Schwäche deuten, kann es gerade in beruflichen Konkurrenzsituationen immer wieder zu unterschwelligen Angriffen bis hin zu Mobbing kommen. Dieses kontinuierliche Spannungsfeld ist für uns als zartbesaitete Minderheit auf Dauer meist nicht oder nur schwer zu ertragen. Da sich der Stress dabei oft nicht nur auf die Arbeitssituation beschränkt, sondern in Form von hinderlichen Gedanken, Zweifeln, Ängsten und Unsicherheiten auch während des restlichen Tages, manchmal sogar bis hinein in unsere Träume, spürbar bleibt, werden über kurz oder lang körperliche und/oder psychische Symptome entstehen.

Besonders feinfühlige Menschen hadern im Gegensatz zu robusteren Gemütern viel eher mit sich selbst, stellen sich in Frage und geben sich gerne selbst die Schuld am Verhalten anderer.

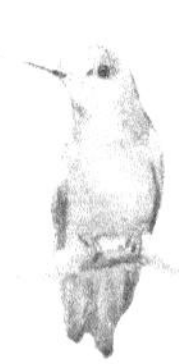

Auch wenn wir unseren Beitrag dazu leisten, dass es überhaupt zu dieser ungleichen Machtverteilung kommen kann, so schätzen wir unsere Verantwortung doch überproportional höher ein, als sie tatsächlich ist.

MEIDEN UNANGENEHMER GESPRÄCHE

Und dieser Teufelskreis aus Sich-klein-Halten, der mangelnden Fähigkeit, Grenzen zu setzen, der Tendenz, die Leistungen anderer zu überschätzen und diese zu idealisieren, sowie unser ureigenes Bedürfnis nach Harmonie und einem loyalen Umgang miteinander führt uns schließlich in eine Sackgasse, aus der wir von selbst nur schwer wieder herauskommen.

Die Kommunikation mit dem unliebsamen Kollegen wird immer hölzerner und maskenhafter. Die früher aus Loyalität zum Unternehmen oder zum Vorgesetzten gerne abgeleisteten Überstunden werden zunehmend zur Qual. Mittags- und Kaffeepausen fühlen sich an wie ein Spießrutenlauf, um möglichst allen unangenehmen Gesprächen aus dem Weg gehen zu können.

So wie wir anderen viel zu selten oder zu spät Grenzen setzen, fällt es uns auch schwer, den richtigen Zeitpunkt abzuschätzen, um unsere innere und äußere Not mit anderen zu teilen. Viel zu oft erfahren Vorgesetzte, Familie und Freundeskreis erst dann vom wahren Ausmaß der Belastung, wenn es kein Zurück mehr gibt und sich bereits eine manifeste körperliche oder psychische Erschöpfung entwickelt hat, die uns für mehrere Wochen oder sogar Monate zur Ruhe zwingt.

HERVORTRETEN BELASTENDER ERINNERUNGEN

Wird dann alles plötzlich offen angesprochen, stellen die empfundene Scham, das Empfinden der eigenen Schwäche, das Gefühl, entblößt und wehrlos zu sein, zusätzlich zur massiven Selbstkritik eine weitere Belastung dar, von der wir uns nur langsam, mit viel Geduld und aufbauend auf einem liebevollen und wertschätzenden Umgang mit uns selbst werden befreien können.

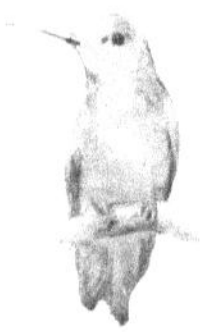

> Jede Form von Verletzung, ob körperlich oder psychisch, unbedacht oder bewusst eingesetzt, fügt Schmerzen zu, weil sie einen Vertrauensbruch impliziert, weil sich ein Graben öffnet zwischen zwei Menschen und dadurch belastende Erinnerungen hervorgeholt werden.

So kommen Themen aus der Kindheit hervor, die neue Bedeutung erhalten – Themen, die wir schon so lange mit uns tragen und die wir versteckt hinter einem Schleier aus Beschwichtigung, Verleugnung und Verdrängung vergessen wähnten. Und doch haben die alten, nie verheilten Wunden nur darauf gewartet, in einer ähnlichen Situation wieder aufgerissen zu werden. Und durch die neuerliche schmerzhafte Konfrontation mit der vermeintlichen eigenen Unzulänglichkeit beginnen die alten, nie verarbeiteten schmerzvollen, belastenden Erinnerungen erneut ins Bewusstsein zu treten.

Diese Momente der Überlappung von altem und neuem Schmerz, von Angst, körperlichen Reaktionen und geistiger Überlastung, die sich bis hin zu Depression und Lebensverdruss steigern können, werden zunächst als unbezwingbar erfahren.

Das Gefühl von Starre und Stillstand wird als immer drückender erlebt, es scheint kein Vor und kein Zurück mehr zu geben.

Und gleichzeitig prasseln die – im besten Fall gut gemeinten – Ratschläge von außen auf uns ein.

Ein kurzes Beispiel aus meiner Praxis soll diesen Prozess verdeutlichen.

PRAXISBEISPIEL

Peter, gerade Anfang 40, verheiratet und Vater zweier Kinder im Grundschulalter bekam immer häufiger das Gefühl, einmal bewusst innehalten und sich eine Pause gönnen zu müssen. Das Leben um ihn herum hatte in den letzten Jahren immer mehr an Fahrt aufgenommen, und trotz seiner Feinfühligkeit hatte er den Eindruck gehabt, ganz gut damit zurechtzukommen – bis dann eines Tages Gefühle von Traurigkeit, Lustlosigkeit und Wut wie aus heiterem Himmel über ihn hereingebrochen waren. Er versuchte noch eine Weile, Strategien zu entwickeln, um dies bewältigen zu können, als er jedoch sah, dass ihm das nicht gelang, entschied er, sich Hilfe zu suchen. Dies tat er aber nicht in erster Linie für sich selbst, sondern um seiner beiden Kinder wegen. Er hatte Angst, dass er seine zum Teil unkontrollierbare Wut, die aus seiner Überforderung resultierte, eines Tages an seinen Kindern auslassen würde – und das wollte er um jeden Preis verhindern.

Im Laufe unserer Gespräche stellte sich heraus, dass er mit seiner Arbeitsstelle eigentlich zutiefst unglücklich war, sich von seinen Kollegen ob seiner Sensibilität oft nicht ernst genommen und manchmal sogar gemobbt fühlte. Er sah jedoch keine Möglichkeit, dagegen vorzugehen, weil auch sein Chef nicht wirklich hinter ihm stand und er Angst hatte, seinen Job und damit die Existenzgrundlage für sich und seine Familie zu verlieren, wenn er sich in irgendeiner Weise exponierte. So versuchte er weiterhin, möglichst nicht aufzufallen, und dabei schluckte er all die Gefühle von Frustration, Angst und Wut hinunter, die sich jeden Tag aufs Neue in ihm aufbauten.

Einige Wochen nach dem Beginn unserer Zusammenarbeit stellte ich ihm vorsichtig die Frage, ob er seinen Kindern durch sein Vermeidungsverhalten, die Verleugnung seiner Emotionen und das Erdulden der regelmäßigen

Grenzüberschreitungen seitens seiner Kollegen und seines Chefs ein Vorbild sein könne.

In diesem Moment veränderte sich der Ausdruck in den Augen meines Klienten. Er begann plötzlich zu begreifen, dass sein Verhalten nicht mehr nur Auswirkungen auf ihn selbst hatte – denn das hätte ihn nicht ausreichend motiviert, etwas zu verändern –, sondern dass er seinen Kindern alles andere als Selbstvertrauen und Selbstliebe vermittelte. Deshalb fasste er den Entschluss, unter keinen Umständen so weiterzumachen.

Nach diesem Schlüsselmoment veränderte sich sehr viel für Peter. Im Lauf der nächsten Wochen kündigte er seinen bisherigen Job, aber nicht, ohne zuvor noch auf seiner Abfindung zu bestehen. Seine Entschlossenheit und sein Eintreten für sich selbst brachten ihm seine frühere Tatkraft, seinen Mut und ein Gefühl inneren Friedens zurück, das er schon lange nicht mehr empfunden hatte.

Innerhalb kurzer Zeit fand er einen neuen Job, der ihm bis heute Freude bereitet, ihn erfüllt und zufrieden nach Hause gehen lässt, und das besonders, weil seine Qualitäten als feinfühliger Mensch deutlich mehr gewürdigt werden. Er empfindet es immer noch als herausfordernd, seine Gefühle wahr- und ernst zu nehmen und auf seine Grenzen zu achten. Und dennoch hat er jetzt den Raum, um sich seiner selbst immer bewusster zu werden und so auch das Vorbild für seine Kinder zu sein, das er so gerne sein wollte.

SPRENGEN DER KETTEN

Diese Entwicklung zu einem bewussteren Umgang mit uns selbst und den beruflichen und privaten Herausforderungen, vor die wir uns als zartbesaitete Menschen gestellt sehen, läutet einen Wendepunkt ein und ist auch der Beginn einer Ära der Befreiung. So bekommen wir endlich die Möglichkeit, uns mit Altem, Unverdautem auseinanderzusetzen, um nicht nur die eigene Vergangenheit aus einer anderen Perspektive sehen zu lernen, sondern auch unsere Gegenwart und Zukunft umzuschreiben.

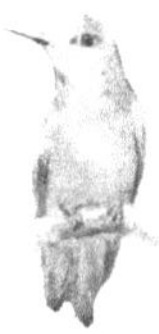

Der alten Muster, die aus der Sicht des Kindes von damals eine lebensnotwendige Anpassungsreaktion waren, um die Geborgenheit und den Schutz seiner Familie nicht zu verlieren, bedarf es nun nicht länger.

Und so können – meist mit Hilfe einer liebevollen, wertschätzenden Begleitung in der Außenwelt – mehr und mehr Ketten und alte Glaubensmuster gesprengt werden. Wir erkennen, wie wichtig es ist, uns und damit auch unsere noch unerlösten kindlichen Anteile regelmäßig zu versorgen, zu lieben und zu beschützen.

ERWERBEN VON RESILIENZ

Wenn uns das gelingt, dann haben wir wahrlich in die Freiheit gefunden, zur Selbstbestimmung, zur tiefen Liebe zu uns selbst. Und diese Liebe wird uns auch künftig Kompass sein, um unwegsames Terrain zu umschiffen oder den schnellsten und sichersten Weg zurückzufinden in den Heimathafen.

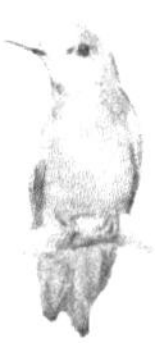

Wir haben damit Resilienz erworben, eine Art psychische Widerstandskraft, die Fähigkeit, Belastungen ohne anhaltende Beeinträchtigungen zu bewältigen und sie zu unserer persönlichen Entwicklung zu nutzen.

Dass du diesen Weg der Resilienz, der Sanftheit, der Liebe und der Wertschätzung für alles, was du bist, gehen kannst, das wünsche ich dir!

TEIL II

9 WEGE, SICH VON DEN FESSELN DER VERGANGENHEIT ZU BEFREIEN

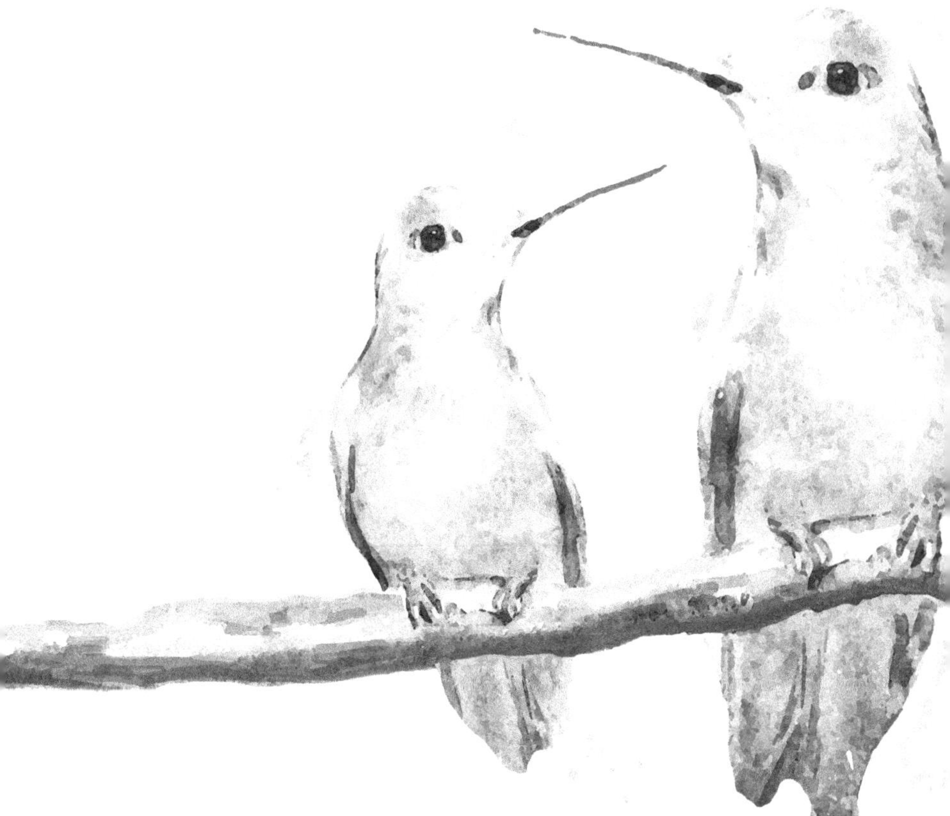

Die Fesseln der Vergangenheit symbolisieren für uns Gutes und Schlechtes. Sie symbolisieren ein gewisses Maß an Zugehörigkeit und damit vermeintliche Sicherheit. Sie symbolisieren Macht, die andere über uns haben, und auch Macht, die wir auf uns selbst ausüben.

Diese Fesseln gilt es nun, loszulassen, um vor den Spiegel zu treten und unser wahres Sein, unser Strahlen, unsere Schönheit, unsere volle Größe als feinfühlige Menschen wahr- und anzunehmen, damit wir ins Licht treten können und all die Frauen und Männer vor uns, in unserer langen Ahnenreihe.

Nach allem, was wir nun gehört haben über die Ursachen und die Folgen der inneren und äußeren Herausforderungen, die ein Leben als feinsinniger, zartbesaiteter Mensch mit sich bringen kann, möchte ich mich nun in diesem zweiten Teil des Buches auch einer ganz besonderen Quelle der Erkenntnis widmen, dem Tao Te King von Laotse.

Tief berührt von der Weisheit dieses „Buches vom Sinn und Leben" – einer jahrtausendealten chinesischen Spruchsammlung – habe ich aus den 81 ursprünglichen Versen einer deutschen Übersetzung einige der für mich stimmigsten und zum Thema dieses zweiten Teils passendsten entnommen, um sie, inspiriert von ihrer tiefen Wahrheit, mit meinen Gedanken und Empfindungen zu verbinden.[3]

Das daraus entstandene Substrat bietet einen Schatz an Erkenntnissen, die unsere Bewusstheit und damit auch den Prozess unserer Ganzwerdung als zartbesaitete Menschen anregen und fördern können.

Wenn du die folgenden Zeilen liest, bitte ich dich, in dich hineinzuspüren und zu versuchen, die Essenz dessen, was ich dir hier zu vermitteln versuche, auf unterschiedlichen Ebenen zu erfassen: einerseits natürlich auf der verstandesmäßigen, andererseits aber auch auf der gefühlsmäßigen Ebene. Die Wahrheit liegt oft hinter den Worten, und auch wenn Worte Krücken für uns sind, um uns ihr anzunähern, werden sie doch nie Ersatz sein können für die oft unaussprechliche Weisheit unseres Herzens.

Bewerte dich nicht, wenn du eine andere Wahrheit in dir trägst oder wenn du vielleicht noch nicht vollständig erfassen kannst, was ich dir hier vermittle.

Versuche in jedem Fall offen zu bleiben für das, was du liest. Im besten Fall – und da du dieses Buch in Händen hältst, ist dies wahrscheinlich – ist jetzt die Zeit für dich gekommen, dich in dieser Wahrheit zu erkennen und dadurch einen Prozess des Erwachens in dir anzustoßen. Sollten die Worte in diesem Buch einfach nur Worte ohne tiefere Bedeutung für dich sein, ist das ebenfalls in Ordnung. Dann hat in deinem Leben jetzt anderes Priorität.

Es gibt hier kein Gut oder Schlecht, kein Richtig oder Falsch – es ist wie es ist, und wir dürfen darauf vertrauen, dass alles genau zum richtigen Zeitpunkt in unser Leben kommt. Wir müssen nichts erzwingen, wir dürfen loslassen und uns bereitmachen, um zu empfangen, was das Leben für uns vorgesehen hat.

Ich habe lange Jahre gebraucht, um zu dem Bewusstsein zu erwachen, das ich dir auf den nächsten Seiten vermitteln möchte. Und dieser Weg der Bewusstwerdung ist auch für mich nicht zu Ende. Im Gegenteil, er hat kein Ende, kein Ziel. Es geht nicht darum, irgendwo anzukommen, nach dem Motto „Wenn ich das und das und das tue, dann werde ich endlich zufrieden sein“, sondern darum, diesen Ort bereits jetzt, in diesem Moment, in uns zu entdecken – uns für die Zufriedenheit im Hier und Jetzt zu entscheiden, auch wenn äußere Umstände dagegenzusprechen scheinen.

Vielleicht hast du den Eindruck, dass sich manches in diesem Buch wiederholt, dass es sich in der Essenz um dasselbe Thema dreht. Da liegst du ganz richtig, wir können die Wahrheit mit unterschiedlichen Worten beschreiben, aus unterschiedlichen Blickwinkeln beleuchten, und dennoch bleibt es ein und dieselbe Wahrheit.

Ich möchte dich dazu anregen, dich nicht so sehr in die Worte zu vertiefen, sondern mehr zwischen den Zeilen zu lesen, ihre Essenz zu spüren, das Wesentliche, das Spiegelbild deiner eigenen wahren Natur dahinter. Es geht mir darum, dich zu Ganzheit, Verbundenheit, Präsenz, Ruhe und zu innerem Frieden zu führen – und ich hoffe, dass dich mein Buch ein wenig dazu inspiriert. Auf diesem, deinem Weg wünsche ich dir Freude, Liebe, tiefe Momente des Erwachens, der Inspiration, der Verbundenheit mit dir und mit allem, was ist.

1

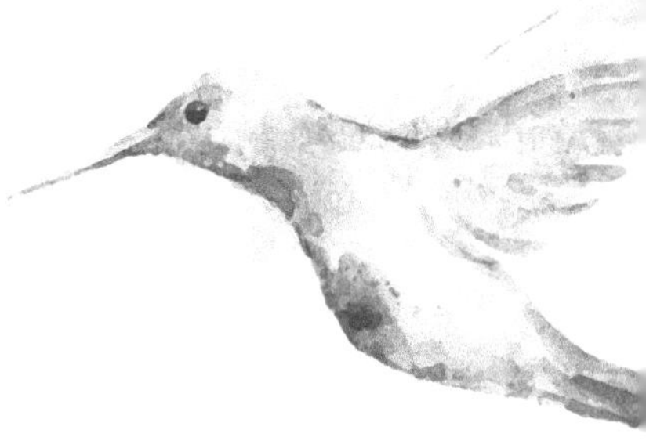

BEWAHRE STETS DAS KIND IN DIR

Das Tao, das mitgeteilt werden kann,
ist nicht das ewige Tao.
Der Name, der genannt werden kann,
ist nicht der ewige Name.

Das Tao ist sowohl benannt wie namenlos.
Das Namenlose ist der Ursprung aller Dinge,
als Benanntes ist es die Mutter
der zehntausend Dinge.

Stets frei von Wünschen,
erkennst du klar das Geheimnis.
Stets in Wünsche verstrickt,
siehst du nur die Erscheinungsformen.
Doch das Geheimnis selbst ist das Tor zu allem
Verstehen.

ROLLENZUWEISUNG IN UNSERER KINDHEIT

Allzu oft definieren wir uns durch die Rollen, die uns von klein auf in unseren Familien zugewiesen wurden – die Rolle des braven, strebsamen Kindes und später der verständnisvollen Freundin, liebenden Mutter, Ehefrau, erfolgreichen Businessfrau ...

Wir sehen uns selbst in diesen Rollen, identifizieren uns mit ihnen. Oft zeigt sich sogar auch unser besonderes Talent in der jeweiligen Aufgabe, die wir zum Teil sehr früh übernommen haben. Und vielleicht haben wir sie sogar dankbar angenommen – weil wir auf diese Weise bereits als Kind zeigen konnten, worin wir wirklich gut sind. Gleichzeitig haben wir dadurch aber auch früh erfahren müssen, dass wir jemand Bestimmtes sein müssen, um geliebt zu werden und dazuzugehören.

Also sind diese Rollen in der Zeit unserer Kindheit, in der sie ursprünglich entstanden sind, einerseits wertvoll gewesen, weil wir damit möglicherweise unseren Beitrag leisten konnten, um eine dysfunktionale Familiensituation ein wenig zu stabilisieren. Andererseits haben sie uns, da sie nur einen kleinen Teil von uns verkörpern, über die Jahre den Blick auf unser vielschichtiges wahres Selbst verstellt.

Wir sind mehr als die Rollen, die uns von außen in dieser Welt zugewiesen wurde – auch wenn wir Jahre damit verbracht haben, sie anzunehmen und uns in dieser unserer Aufgabe zu perfektionieren. Dennoch dürfen wir natürlich unsere Rollen auch weiterhin leben und damit zufrieden sein, wenn sie uns erfüllen. Doch erfüllt uns die Wiederholung eines Musters, das in unserer Kindheit seinen Sinn gehabt hat, wirklich? Gibt es da nicht so viel mehr zu entdecken?

AUSSTEIGEN AUS ALTEN ROLLEN

Dazu müssen wir uns auf Spurensuche begeben und all das für den Moment loslassen, was uns bisher scheinbar ausgemacht hat, und in uns hineinhören.

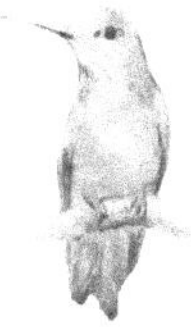

Wir sollten uns an die Freuden unserer Kindheit erinnern, an die Abenteuer, die wir erlebten – vielleicht in der Realität, vielleicht auch in unserer Phantasie – und die uns das Gefühl gaben, wirklich zu leben.

Damals spürten wir ein Kribbeln in unserem ganzen Körper, eine Aufregung, die uns kaum stillsitzen ließ, weil wir endlich auf Entdeckungsreise gehen wollten.

Diese Schätze gilt es zu bergen, sind sie es doch, die unser jetziges Leben genauso zu bereichern vermögen, wie sie es damals bereits taten. Diese geheimnisvolle und gleichzeitig immer noch so lebendige Welt von damals kann sich uns wieder zeigen,

- indem wir lernen, wieder in uns hineinzuhorchen, wie wir es als Kind so selbstverständlich getan haben,
- indem wir uns auf das Sein konzentrieren, fernab von Leistungsdruck und dem zwanghaften Bedürfnis, gemocht zu werden,
- indem wir uns wieder öffnen für die Wunder des Lebens, die sich nur dem aufmerksamen, unvoreingenommenen, staunenden Auge erschließen.

Wenn wir mehr und mehr aussteigen aus jenen Rollen, die uns an die Erwartungen und Ansprüche anderer gekettet haben, können wir wieder Kind sein und uns dadurch neu erfahren. Doch das kann uns nur gelingen, wenn wir bereit sind, hinter den Vorhang unserer Prägungen zu blicken, der uns momentan noch trennt von unserem wahren Ich – von unseren wahren Träumen und

Sehnsüchten, unserer wahren Bestimmung, unserer Aufgabe in diesem Leben.

VERBINDUNG ZU UNSEREM INNEREN KIND

Und dabei müssen wir uns selbst von Wünschen befreien, die aus alten Prägungen geboren wurden, und uns mehr und mehr von unserer Intuition, der Stimme unseres Herzens, führen lassen.

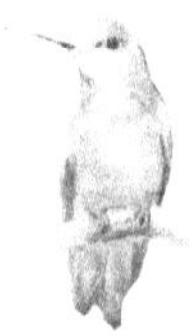

Es geht also darum, uns wieder mit dem Teil in uns zu verbinden, der in der Psychologie als inneres Kind bezeichnet wird. Dabei handelt es sich um die in unserem Gehirn gespeicherten Erinnerungen, Gefühle und Erfahrungen aus unserer Kindheit.

Oft nehmen wir diesen Teil von uns nicht wahr, weil wir meist gar nicht wissen, dass es ihn überhaupt gibt. Unser inneres Kind ist einerseits Abbild der Erfahrungen, die uns als Kind gestärkt haben, in denen wir eine tiefe Verbundenheit mit unserem wahren Wesen, unserem eigentlichen Naturell empfunden haben. Es gehören andererseits aber auch jene Situationen dazu, in denen wir uns hilflos fühlten und wir nicht genug emotionale Nahrung bekommen haben, um unser Selbstgefühl und unsere Selbstliebe ausreichend zu entwickeln.

Und genau jene Erfahrungen sind es auch, die uns bis ins Erwachsenenalter verfolgen. Jedes Mal, wenn wir uns nun in der Außenwelt mit einer Situation konfrontiert sehen, in der wir uns klein oder minderwertig fühlen, können wir sicher sein, dass dadurch eine alte Wunde in uns angerührt wurde. Diese Wunde wurde uns in der Kindheit zugefügt, ist nie völlig verheilt und wird nun durch einen ähnlichen Auslöser wieder aufgerissen.

In diesen Momenten übernimmt unser inneres Kind die Führung. Und selbst wenn wir uns rein rational betrachtet in einem erwachsenen Körper befinden und seit der ursprünglichen Erfahrung vielleicht schon Jahrzehnte vergangen sind, verhalten wir uns wie damals.

Wir suchen Schutz, gehen in den Angriff oder die Verteidigung über, wir erstarren und wissen uns nicht mehr zu helfen, egal wie eloquent und gebildet wir vielleicht sein mögen.

In diesen Situationen beginnen unsere unbewussten Schutzstrategien, wie Rückzug, Wut, Resignation, Vermeidung, Auflehnung, Unterwerfung, Lähmung, Verleugnung, Schweigen, ihre Arbeit zu verrichten. Sie leisten uns jedoch eigentlich keinen guten Dienst mehr, da sie sich zu einer Zeit in unserer Kindheit verfestigt haben, in der sich unsere Psyche noch nicht anders zu helfen wusste, in der wir nur unbewusst reagieren konnten, anstatt bewusst zu agieren. So hatten wir als Kind jene kognitiven Fähigkeiten noch nicht entwickelt, die es uns als Erwachsene ermöglichen, ein bewusstes, aktives und selbstbestimmtes Leben zu führen.

Eine bewusste, authentische, an unseren eigenen Fähigkeiten, Zielen und Träumen orientierte Lebensgestaltung ist für uns als Erwachsene allerdings nur dann möglich, wenn wir diese alten Konditionierungen mehr und mehr überwinden.

Dazu müssen wir unsere Aufmerksamkeit darauf richten, wie wir uns in Situationen verhalten, die uns triggern, die also alten Schmerz in uns auslösen. Auf diese Weise kann es gelingen, eine innere Distanz zu unserem jeweiligen

Reaktionsmuster aufzubauen und zu überprüfen, ob es tatsächlich noch angemessen und stimmig ist, uns auf diese bestimmte Art und Weise zu verhalten.

HEILUNG UNERLÖSTER KINDLICHER ANTEILE

Außerdem ist es wichtig, unsere unerlösten kindlichen Anteile zu heilen, indem wir diese nachnähren, egal wie viel Zeit seit der ursprünglichen Erfahrung von Zurückweisung, Ablehnung oder Abwertung – also der emotionalen Verletzung – vergangen ist.

Unser inneres Kind nachzunähren bedeutet, dass wir lernen, uns im Hier und Jetzt die Zuwendung und Liebe zu geben, die wir damals gebraucht hätten, indem wir uns – stellvertretend für das kleine Wesen, das wir damals waren – in all unseren Gefühlen, Gedanken und Handlungen annehmen. Dazu gehört auch der Schmerz, der durch unsere damaligen, ganz persönlichen Erfahrungen des Unverstanden- oder Alleingelassenseins und dem damit verbundenen Gefühl der existenziellen Angst vor Entbehrung und Verlust verursacht wurde.

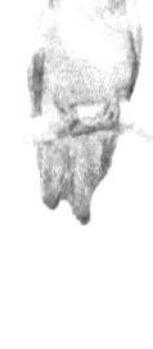

Uns anzunehmen in diesem Gefühl von Schwäche und Verletzbarkeit, diesen bedürftigen Teil von uns zu versorgen und uns Gutes zu tun, mag gerade zu Beginn sehr herausfordernd sein, haben wir doch oft über Jahrzehnte mehr oder weniger erfolgreich versucht, diese hilflose Seite von uns zu verstecken.

Aber so wie alles, das wir verdrängen, um uns damit nicht auseinandersetzen zu müssen, wird auch diese Verletzbarkeit in uns immer wieder einen Weg finden, an die Oberfläche zu kommen. Sie wird uns dann in Situationen überraschen, die oft in gar keinem klaren Zusammenhang mit dem Ereignis in unserer Kindheit stehen, das all der aktuellen Irritation zugrunde liegt.

PRAXISBEISPIEL

Meine Klientin Sophie, 37, glaubte, nicht gut genug zu sein, und stellte sich ein Großteil ihres Lebens die Frage, wer sie denn eigentlich war, wenn sie nicht mehr den unausgesprochenen, aber für sie deutlich spürbaren Erwartungen entsprach, die ihre Eltern seit ihrer Kindheit in sie setzten. Zu diesen Erwartungen gehörte es ihrer Meinung nach, eine duldsame, verständnisvolle, aufopferungsbereite, an den Bedürfnissen anderer orientierte, gleichzeitig aber auch unabhängige, leistungs- und erfolgsorientierte, strebsame Frau zu sein.

Über die letzten Jahre hatte Sophie nun immer mehr das Gefühl beschlichen, sich diesem fehlenden Glauben an ihren Wert einfach ausliefern zu müssen. Sie wollte diese unsinnige innere Stimme endgültig begraben, die ihr immer wieder weiszumachen versuchte, dass es da noch mehr gäbe – mehr als zu entsprechen und ihr Glück in der Erfüllung ihres, wie sie meinte, in den Köpfen ihrer Eltern bereits für sie vorgezeichneten Lebens zu finden. Sie wollte kein angepasstes, durchschnittliches Leben mit Job, Mann und Kind führen, wie es ihre Familie und ihr Umfeld anscheinend von ihr erwartete, fühlte sich eingeengt von diesen Vorstellungen anderer, die sie so konkret gar nicht kannte, und hatte doch nichts entgegenzusetzen, weil sie selbst nicht wusste, was sie eigentlich wollte.

Als sie zu mir kam, fühlte sie sich irritiert und verwirrt. Sie konnte nicht mehr unterscheiden zwischen ihren eigenen Wünschen und Zielen – ja sie fragte sich, ob sie denn überhaupt welche hatte – und den von ihrem Umfeld übernommenen Vorstellungen, Verhaltensmustern und Prägungen. Sie hatte sich in den Verstrickungen ihrer Vergangenheit verloren.

Sophie hatte die Hoffnung schon fast aufgegeben, ihre unbewussten Muster ablegen zu können. Dazu gehörten das Gefühl, nur dann geliebt zu werden, wenn sie ihre eigenen Bedürfnisse anderen zuliebe verleugnete, oder die Vorstellung, nur etwas wert zu sein, wenn sie die Menschen um sich herum glücklich machen konnte, oder die Angst, die in ihr entstand, wenn sie meinte, eine Schwäche gezeigt und sich damit eine Blöße gegeben zu haben. Diese Muster hatten zur Folge, dass sie sich selbst abwertete, sich klein und unbedeutend fühlte, ihr Gegenüber jedoch idealisierte und auf ein Podest stellte, was eine Beziehung auf Augenhöhe – die so essenziell für die Heilung ihres stark angeschlagenen Selbstgefühls war – erheblich erschwerte.

Sie sehnte sich aber danach, diese Fesseln aus Minderwertigkeitsgefühlen, Selbstverleugnung und Abhängigkeit von der Zuneigung anderer abstreifen zu können, da sie es ihr unmöglich machten, ihr eigentliches Wesen kennenzulernen und ein authentisches, selbstbestimmtes Leben zu führen. Und sie spürte, dass für sie jetzt der Moment gekommen war, genau diesen Schritt in ihre persönliche Freiheit zu tun.

Der Schritt, sich freizumachen von Erwartungen und Ansprüchen, die sie seit ihrer Kindheit mit sich getragen hat, stand also auch für Sophie an, als sie zu mir in die Praxis kam.

Seit sie denken konnte, war sie in ihrer Herkunftsfamilie eine Art Therapeutin gewesen. Sie war diejenige, die bereits als Kind zu vermitteln versuchte, wenn sich ihre Großeltern wieder einmal in den Haaren lagen. Sie war diejenige, die ihrer einsamen Großtante ein Ohr lieh und sich die immergleichen Geschichten aus alten Zeiten anhörte, die für ihre Kinderohren eigentlich nicht bestimmt waren, die die alte Frau jedoch mit etwas Leben erfüllten. Sie war diejenige, die versuchte, für alle Verständnis zu haben, die

Stimmungen der Menschen ihrer Umgebung auszuloten und auszugleichen, um damit das Maß an Harmonie zu erzeugen, das sie für ihre eigenes inneres Gleichgewicht brauchte. So setzte sie ihre Empathie und Feinfühligkeit ein und gab ihr Kindsein früh auf.

Und auch Jahrzehnte später hatte sich daran nichts geändert – sie war nun auch beruflich als Psychologin für andere Menschen da.

Aber hier in meiner Praxis, in diesen Momenten des gemeinsamen Innehaltens und Reflektierens wollte sie endlich Klarheit darüber gewinnen, wer sie sonst noch war.

So ging es dann auch ganz konkret darum, herauszufinden, was ihr im Leben wirklich etwas bedeutete: was ihr ein Gefühl von Begeisterung und Leichtigkeit vermittelte, was ihre Augen vor Freude aufblitzen ließ, was sie voller Erwartung erbeben ließ, wenn sie nur daran dachte. Und sie war selbst überrascht davon, welche versteckten Freuden ihrer Kindheit hier zu Tage traten. Sie erinnerte sich z.B. wieder an das Gefühl des Abenteuers, das sie in den leidenschaftlichen Stunden beschlich, die sie als Kind damit verbracht hatte, mit den Jungs ihrer Nachbarschaft auf Bäume zu klettern, die Welt von oben zu betrachten, sich frei, leicht, unbesiegbar zu fühlen und die entrückte Stille des Moments zu genießen. Sie hatte die Natur immer geliebt, ihr in den letzten Jahren aber immer weniger Bedeutung beigemessen.

Das sollte sich ändern. Sie erkannte, dass es jetzt darum ging, diese verloren geglaubten Momente tiefer Befriedigung und Freude wieder in ihr Leben zu holen. Und indem sie sich mit diesen Gefühlen mehr und mehr verband, ihre eigene Lebendigkeit wieder tief in sich zu spüren begann, stieg auch eine Entschlossenheit in ihr hoch, die sie lange nicht mehr gespürt hatte und die es ihr letztlich erlauben würde, mit Hilfe eben jener nährenden Erfahrungen ihrer Kindheit, an die sie sich mehr und mehr zu erinnern begann, zu den Wurzeln ihres Selbstvertrauens und ihrer inneren Stärke zurückzukehren. Ihr war klar geworden, wie wichtig es für sie war, das erlöste, freie, lebendige Kind in sich zu bewahren und ihm regelmäßig Nahrung in Form von freudvollen und lustvollen Tätigkeiten zu geben, weil sie sich selbst dadurch nicht mehr aus den Augen verlieren konnte.

Dieser Prozess ist einer der wichtigsten Wege zur Heilung unserer Vergangenheit. Und er war es auf jeden Fall auch für Sophie. Sie hat ihrem inneren Kind wieder eine Stimme gegeben und gemeinsam mit ihm tief in sich hineingespürt. Auf diese Weise hat sie ihre Begeisterungsfähigkeit für die kleinen und großen Dinge wiederentdeckt, die sie als Kind mit Freude und Tatendrang erfüllt haben, und sie bewusst wieder in ihr Leben integriert.

Sie hat sich Zeit gegeben, ihre eigenen Verhaltensweisen und Schutzstrategien zu beobachten und zu überprüfen, wie stimmig sie in ihrem jetzigen Leben tatsächlich noch waren.

Sie hat in einem für sie sehr mutigen Schritt schließlich auch ihre Eltern auf ihre Gefühle von Frustration und Überforderung angesprochen, die früh in ihr entstanden waren, weil sie sich durch unausgesprochene Erwartungen bereits als Kind dazu aufgerufen fühlte, die Rolle einer Erwachsenen einzunehmen. Zu ihrer Überraschung reagierten sie recht einsichtig, und es zeigte sich, dass sie durchaus bereit waren, ihren Teil der Verantwortung am Geschehenen zu übernehmen. Sie gestanden sich selbst und Sophie ein, dass sie ihr gegenüber nicht sehr einfühlsam gewesen waren und zu wenig emotionale Wärme gezeigt hatten und erklärten es damit, dass ihre Prioritäten im Leben zu jener Zeit andere waren, als auf die Bedürfnisse ihrer Tochter Rücksicht zu nehmen. Sie wussten es damals nicht besser und warfen sich ihr Verhalten auch nicht vor. Aber sie erkannten nun, dass es für Sophie jetzt wichtig war, sie in ihren Empfindungen ernst zu nehmen.

Damit war für Sophie ein gewisses Maß an später Wiedergutmachung durch den guten Willen und die Einsichtsfähigkeit ihre Eltern möglich. So konnte sie sich letztlich nicht nur mit den Erfahrungen ihrer Vergangenheit, sondern auch ganz konkret im Hier und Jetzt mit ihren Eltern versöhnen.

In diesem inneren und äußeren Prozess der Wandlung und Bewusstwerdung hat Sophie für sich schlussendlich auch herausgefunden, dass sie sich trotz der belastenden frühen Erfahrungen dazu berufen fühlte, ihre Karriere als Psychologin zu verfolgen. Und durch dieses reflektierte und bewusste Ja zu ihrer in jungen Jahren unbewusst getroffenen Berufswahl hat sie sich auch in dieser Hinsicht frei gemacht von jenen alten Fesseln, die sie an ihre familiären Muster gekettet und ihr den Beruf dadurch unleidlich gemacht hatten. Sie hat es somit geschafft, zusätzlich zu ihrer größeren persönlichen Freiheit nun auch die Erfüllung aus ihrer Berufung zu ziehen, die sie sich immer gewünscht hatte.

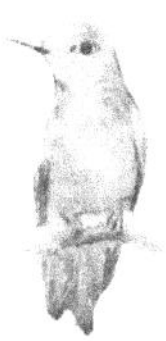

Um alten Schmerz loslassen zu können, ist es aber letztlich nicht unbedingt nötig und oft auch nicht mehr möglich, Wiedergutmachung in der Außenwelt für das zu erfahren, was geschehen ist.

Es ist nicht unbedingt nötig, weil wir alle lernen können, unsere verletzten kindlichen Anteile selbst zu versorgen und damit langsam zu heilen, und oft auch nicht mehr möglich, z.B. aus mangelnder Einsicht, persönlicher Betroffenheit oder auch aufgrund des Ablebens der involvierten Personen.

Wie kannst du die Lektionen dieses Kapitels nun ganz konkret auf dich und dein Leben anwenden?

Ich erläutere dir jetzt, wie du in 5 Schritten einen Zugang zu deinem inneren Kind finden kannst. Dabei geht es einerseits um die erlösten Anteile, also deine Begeisterungsfähigkeit, Leidenschaft oder Neugier, die du mehr und mehr in dein Leben integrieren darfst. Und andererseits geht es um die noch nicht erlösten kindlichen Anteile, also deine Konditionierungen und Schutzstrategien, die es zu erforschen und ggf. zu transformieren gilt, um damit den Weg zur Heilung deiner alten Wunden zu beschreiten.

I. ERLÖSTE KINDLICHE ANTEILE WIEDER INS LEBEN INTEGRIEREN:

SCHRITT 1: Was hast du als Kind getan, das dich mit Begeisterung, einem inneren Glühen, einer Leidenschaft, einem Gefühl des Ganzseins, der Freude erfüllt hat und wobei du ganz in dich oder die Aktivität versunken das Zeitgefühl komplett verloren hast?

Nimm dir Zeit und verbinde dich mit den Erinnerungen an all die wundervollen Momente und den Eindrücken, die dabei in dir hochsteigen. Fühle sie ganz tief in dir und schwelge in ihnen, so lange bis Gefühle von Verbundenheit, Geborgensein, Ganz-bei-dir-Sein wie natürlich in dir aufsteigen.

SCHRITT 2: Mache es zu deiner täglichen Praxis, dich nach dem Aufwachen und vor dem Einschlafen mit diesen Gefühlen zu verbinden. Hole sie zurück in dein Leben! Dein inneres Kind wird es dir danken.

SCHRITT 3: Bringe mehr und mehr Aktivitäten in dein Leben, die du als Routine in deinen Alltag integrieren kannst, die dich dir nahe fühlen lassen und bei denen du das Gefühl hast, ganz in deiner kindlichen Freude aufzugehen.

II. NOCH UNERLÖSTE ANTEILE ERFORSCHEN UND WANDELN:

SCHRITT 4: Beobachte dich, wie du dich in Situationen verhältst, in denen plötzlich dein Autopilot übernimmt. Zeigst du eines oder mehrere der folgenden Reaktionsmuster: Rückzug, Funktionieren, Wut, Resignation, Vermeidung, Auflehnung, Unterwerfung, Lähmung, Verleugnung oder Schweigen? Nimm es wahr, ohne etwas verändern zu wollen, und bitte bewerte dich nicht dafür.

Schreib dir auf, an welche Szene(n) aus deiner Kindheit dich die aktuelle Situation erinnert hat und lass Emotionen zu, die dabei hochkommen können. Verliere dich aber nicht in ihnen, sondern gib ihnen Raum und lass sie los, wenn du spürst, dass sie beginnen, sich aufzulösen.

BITTE BEACHTE, DASS BEI BESONDERS BELASTENDEN ODER GAR TRAUMATISCHEN ERFAHRUNGEN HIER DIE PROFESSIONELLE BEGLEITUNG DURCH EINEN KLINISCHEN PSYCHOLOGEN ODER PSYCHOTHERAPEUTEN WICHTIG IST!

SCHRITT 5: Finde das Geschenk in dieser Erfahrung. Was kannst du durch sie über dich lernen? Was zeigt sie dir auf, dessen du dir noch bewusster werden darfst? Sei dabei in jedem Moment achtsam, liebevoll und geduldig mit dir selbst.

Gut gemacht!

Zum Abschluss tu dir Gutes und belohne dich bewusst für deine Bereitschaft, diese ersten 5 Schritte für dich zu gehen.

Falls es dir schwerfällt, die Übung zu beginnen oder auch dabeizubleiben, und deine Motivation droht, verloren zu gehen – denke daran, warum du all das tust. Was ist von so großem Wert für dich, dass du bereit bist, deine alten Muster und Prägungen über Bord zu werfen und Veränderung anzustreben?

2

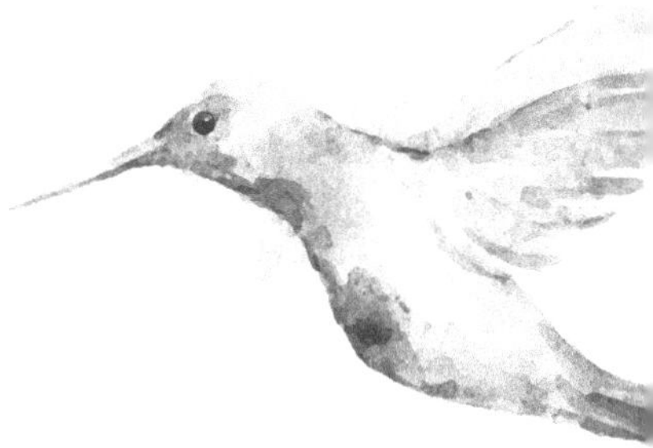

TRITT VOM DUNKEL INS LICHT

Unter dem Himmel sehen alle Schönheit nur
deshalb als schön, weil es Hässliches gibt.
Alle erkennen Gutes nur deshalb als gut,
weil es Böses gibt.

Sein und Nichtsein erzeugen einander.
Das Schwierige entsteht aus dem Leichten.
Lang und kurz bestimmen einander
wie hoch und niedrig.
Vorher und nachher folgen einander.
Daher lebt der Weise offenbar mit scheinbarer Dualität
und paradoxer Einheit.
Der Weise handelt ohne Mühe und lehrt ohne Worte.
Pflegt Dinge, ohne sie zu besitzen,
arbeitet, doch nicht gegen Lohn,
wetteifert, doch nicht für ein Ergebnis.

Wenn das Werk getan ist, ist es vergessen.
Daher währt es ewig.

LEBEN IN DER DUALITÄT

Wir Menschen sind der lebendige Beweis für die Existenz eines Bewusstseins von Dualität, also einem Dasein zwischen den Gegensätzen. In der Dualität geht es um ein

Entweder-oder und so unvereinbar die beiden Pole dieses Spektrums im Leben oft auch scheinen mögen, wir können nicht nur einen Pol mit all seinen Facetten erfahren, ohne uns gleichzeitig auch dem anderen zu stellen.

Denn selbst wenn wir die sich für uns unangenehm anfühlende Seite der Dualität – das Leid, den Schmerz, die Trauer, den Tod, die Angst – ablehnen oder verleugnen, wird sie dennoch immer vorhanden sein. Mehr noch, je stärker wir sie aus dem Bewusstsein zu drängen versuchen, umso größer wird ihre Schlagkraft in unserem Unterbewusstsein, jenem Teil von uns, in dem Inhalte abgespeichert sind, die sich unserer bewussten Kontrolle entziehen.

Diese Inhalte in Form von Glaubenssätzen, Reaktionsmustern und Prägungen beeinflussen unbewusst unsere Gedanken und Vorstellungen, also unser Erleben.

Wie bereits der Schweizer Psychiater und Begründer der analytischen Psychologie, Carl Gustav Jung, ausführte, wird unser Unbewusstes so lange unser Leben steuern, bis wir uns seiner – und damit der von uns abgelehnten Pole der Dualität – bewusst werden.[4]

Um unser psychisches Gleichgewicht zu erhalten, ist es entscheidend, dass wir trotz der unleugbaren dualen Sichtweise und Interpretation unserer Welt ihre und unsere Ganzheit nicht aus den Augen verlieren dürfen.

Das mag widersprüchlich klingen, und doch können wir uns erst als vollständig erfahren, wenn wir alle Aspekte unseres Seins, unsere erlösten wie auch unsere unerlösten (also auch unsere ängstlichen, wütenden, traurigen, oft unbewussten Anteile), kennen und annehmen lernen und zu einer Ganzheit zusammenführen, die ein umfassendes Bild von uns zeichnet. Dieses Kapitel soll dir dabei helfen, einen Schritt in diese Richtung zu tun.

VERWIRKLICHUNG UNSERER POTENZIALE

Wie Laotse es in seinem Vers so schön formuliert, unterliegen auch Sein und Nichtsein dem Gesetz der Dualität, und doch bedingen sie einander. Alles Sein entspringt dem Nichtsein und umgekehrt. Denn wie könnte sich z.B. eine Eiche aus einer Eichel entwickeln, wenn die Eichel nicht schon den Bauplan der ausgewachsenen Eiche in sich tragen würde, auch wenn sie noch nicht die Eiche ist? Wie könnten technische Neuerungen, musikalische Kompositionen oder Kunstwerke geschaffen werden, wenn sie nicht schon in Inspirationen, Impulsen oder der Intuition ihrer Urheber angelegt wäre? Wie könnte sich ein ängstlicher junger Mann, der zwar intellektuelle Höchstleistungen erbringt, aber keine tiefe innere Verbindung zu sich selbst besitzt, zu einer herausragenden Persönlichkeit entwickeln, wenn er dieses Potenzial nicht bereits in sich tragen würde?

Aber wir müssen gar nicht so weit blicken, wir können vielmehr uns selbst als Beispiel dafür nehmen, wie sich Sein und Nichtsein bedingen. Wie oft verbringen wir endlose, quälende Stunden damit, uns zu überlegen, wie unsere Vergangenheit hätte besser verlaufen können und wer wir, gesetzt den Fall, wir oder unsere Eltern hätten andere Entscheidungen getroffen, jetzt sein könnten. Wir reden uns ein, dass wir unsere Ziele nicht erreichen können, weil wir nicht die nötigen Voraussetzungen mitbringen. Wir beneiden jene, die ihrer Vergangenheit zum Trotz ihr Leben in bewundernswerter Weise meistern, sich ihrem Dunkel stellen und ohne aufzugeben ihren Träumen folgen, die wieder aufstehen, wenn sie ins Straucheln kommen, und weitergehen – so lange bis sie ihr Ziel erreicht haben.

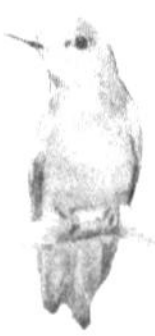

Erfolgreiche Menschen unterscheidet nur eine einzige Sache von jenen, die sich ihrem Scheitern ergeben – sie glauben mit Beharrlichkeit und Disziplin an die Kraft ihrer Träume und Möglichkeiten.

Sie haben erkannt, dass alles, was „wir in unser Unterbewusstsein pflanzen und mit Wiederholungen und Emotionen nähren, eines Tages Wirklichkeit werden wird".[5]

GUT UND SCHLECHT NUR EIN KONSTRUKT

Und das bedeutet nicht, dass wir damit beginnen müssen, uns erfahrenes Unrecht, Schmerz oder Leid schönzureden. Aber erst wenn wir uns bewusst werden, was das Verdrängen all der Erfahrungen, Lebensumstände und Persönlichkeitsmerkmale, die uns an uns selbst nicht gefallen und die wir landläufig als „schlecht" bezeichnen, mit uns macht, und wenn wir damit aufhören, sie zu bewerten, können wir die Dinge mehr und mehr so nehmen, wie sie eben sind: weder gut noch schlecht, sondern einfach Tatsachen, mit denen wir umgehen lernen und daraus sogar gestärkt hervorgehen können, weil sie es uns ermöglichen, uns mit uns selbst auseinanderzusetzen und uns dadurch besser zu verstehen.

Bereits Ken Wilber, einer der führenden Vertreter der Integralen Theorie, hat in diesem Zusammenhang auf die

Gefahren des primären Dualismus, wie er es nennt, hingewiesen. Er meint, der Dualismus führe lediglich dazu, dass die Welt für uns zur Bedrohung werde, weil er den Sein-Nichtsein-Konflikt aufbrechen lasse mit der Folge, dass der Mensch den Tod verdränge, ein Leben lang gegen die Welt ankämpfe und stets eine möglichst große Distanz, genannt „Sicherheit", zwischen sich und seiner Umwelt zu schaffen bemüht sei. Jeder dieser Dualismen zerstöre zudem eine Ganzheit, unterdrücke ihre Nicht-Dualität und projiziere sie als scheinbare Gegensatzpaare, „halbiere" so praktisch den Menschen und erzeuge zudem dessen Unbewusstes. „Dualität und Gegensatz sind demnach Beziehungs- oder Denkbegriffe, aber keine in der Wirklichkeit anzutreffenden Gegebenheiten."[6]

„An sich ist nichts weder gut noch böse; das Denken macht es erst dazu"[7], so Shakespeare.

Dies beschreibt sehr schön, dass die gegensätzlichen Pole des Menschseins, Gut und Böse, Schön und Hässlich, Glücklich und Unglücklich, Leicht und Schwer usw., die wir im Leben wahrzunehmen scheinen und die uns und unsere Existenz so stark prägen können, im Grunde nur Konstrukte sind. Das heißt, erst wir stellen sie zueinander in Beziehung. Das bedeutet dann aber auch, dass wir ein zufriedeneres Leben führen können, je mehr wir die Dinge so sein lassen, wie sie sind – und dies gilt auch für uns selbst.

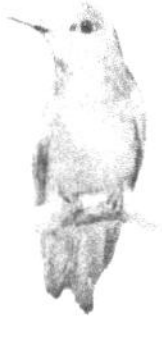

Umso mehr Raum wir uns selbst geben, umso weniger glauben wir, dass wir den Bedingungen unseres Lebens, die uns zuvor als ungerecht, belastend und erdrückend erschienen, ausgeliefert sind.

EINNEHMEN EINES NEUEN BLICKWINKELS

Wir stellen fest, dass diese Bedingungen einen wesentlichen Beitrag dazu leisten können, uns in unserer Einzigartigkeit und unserer Fähigkeit, allen Widrigkeiten zum Trotz am Leben zu bleiben, zu erkennen. Und indem wir somit einen anderen Blickwinkel auf das Geschehen um und in uns einnehmen, kann sich plötzlich ein tieferes Verständnis bis hin zur Dankbarkeit entwickeln für all die Umstände, die uns geprägt haben und weiterhin prägen werden.

Dadurch gelangen wir zu der Erkenntnis, dass alles zwei Seiten hat und genau darin eine große Chance für uns liegt: dass wir es nämlich selbst in der Hand haben, ob wir unser Leben als trostlos, enttäuschend und ernüchternd empfinden oder ob wir unsere Erfahrungen als unabdingbar auf dem Weg zu innerem Wachstum ansehen, um zu dem einzigartigen Individuum zu werden, zu dem wir mit jedem Atemzug mehr und mehr heranwachsen. Es kommt im Spiel des Lebens immer und ausschließlich nur darauf an, aus welcher Perspektive wir es betrachten.

ENTSCHEIDUNG FÜR BEWUSSTHEIT

Und so ist dieses grundlegende Verständnis der Dualität und unser Umgang mit diesem Grundprinzip unserer Existenz gerade für uns Zartbesaitete hinsichtlich der Heilung unserer alten Wunden essenziell. Wir konnten unsere Gaben und Fähigkeiten, unsere tiefe Sensibilität und Empathie letztlich nur deshalb in vollem Ausmaß ausbilden, weil wir erlebten, was wir erlebten. Die belastenden Erlebnisse unserer Kindheit, so prägend und wenig förderlich für unser Leben sie auch gewesen sein mögen, waren doch notwendig, damit wir uns jetzt in der ganzen Vielfalt unseres Seins erfahren können. Doch passiert das nicht von selbst.

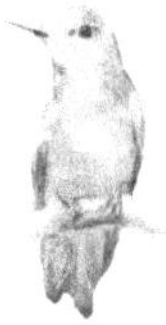

Es bedarf unseres Zutuns, unserer bewussten Wahl und der Entscheidung, aus dem Dunkel unseres Unterbewusstseins zu treten und uns ins Licht der Bewusstheit zu stellen, um uns in unserer Ganzheit wahrnehmen zu können.

Erst dann ist es uns möglich zu erkennen, wer wir wirklich sein und wie wir unser Leben in größtmöglicher Übereinstimmung mit uns selbst führen wollen. Und in dieser unserer Authentizität leben wir schließlich wie der Weise offenbar mit scheinbarer Dualität und doch in paradoxer Einheit.

Das Dunkle ist und bleibt jederzeit Teil unseres Menschseins in dieser dualen Welt: kein Gut ohne Böse, kein Schön ohne Hässlich, kein Frohsinn ohne Traurigkeit, keine Leichtigkeit ohne Schwere.

Das Dunkle wohnt in uns allen. Es ist aber immer die Frage, wofür wir uns entscheiden, denn es liegt in unserer Hand, zu wählen, von welcher Seite wir uns leiten lassen möchten.

PRAXISBEISPIEL

Meine feinfühlige, empathische Klientin Barbara haderte seit Jahren mit ihrer Vergangenheit. Bevor sie zu mir kam, drehten sich ihre Gedanken immer zwanghafter um ein Ereignis in ihrer Jugend, das sie ihrer Meinung nach für den Rest ihres Lebens verfolgen und ihr ihre privaten Beziehungen, vor allem ihre Liebesbeziehungen, erschweren, wenn nicht sogar unmöglich machen würde.

Mit 19, vor mittlerweile 15 Jahren, war sie eine kurze Beziehung mit einem jungen Mann eingegangen und bei einem Treffen in ihrem Zuhause von ihm vergewaltigt worden. Wie paralysiert hatte sie sich damals ihrem Schicksal ergeben und nicht einmal versucht, sich zu wehren, um Hilfe zu rufen oder zu fliehen. Ihre Kehle war wie zugeschnürt gewesen, sie hatte das Gefühl gehabt, sich von außen zu beobachten, alles um sie herum einschließlich des Übergriffs selbst hatte sich unwirklich angefühlt.

Sie erzählte danach niemandem davon, vor allem nicht ihrer besten Freundin Maria, da diese als Kind ebenfalls einen sexuellen Übergriff erlebt hatte. Obwohl Maria die belastende Erfahrung mittlerweile im Rahmen einer Therapie aufgearbeitet hatte, hatte sie dennoch große Angst, Barbara könnte Ähnliches zustoßen. Und so verbarg Barbara die schlimme Erfahrung gemeinsam mit ihren Schuldgefühlen, die sie aufgrund der Tatsache empfand, sich nicht zur Wehr gesetzt und damit den Missbrauch ihrer Meinung nach indirekt zugelassen zu haben, in ihrem Inneren so tief es eben ging und versuchte, sie zu vergessen.

Im Lauf der nächsten Jahre baute sie sich eine erfolgreiche Karriere als Sportjournalistin bei einem großen privaten Fernsehsender auf, als eine von nur einer Handvoll Frauen in dieser männerdominierten Branche. Sie liebte ihre Arbeit, war mittlerweile direkt dem Ressortleiter unterstellt und hatte inzwischen den Ruf, eine äußerst fähige Teamplayerin und Führungskraft zu sein. Sie mochte ihre weiblichen und männlichen Kollegen, schloss sich ihnen aber nie an, wenn sie gefragt wurde, ob sie mit ihnen nach der Arbeit noch etwas trinken gehen wolle. Erkundigte sich jemand danach, konnte sie keine rationale Erklärung für ihr Verhalten geben – sie spürte nur eine irrationale Angst in sich, sie könnte wie damals in eine Situation geraten, in der sie die Kontrolle verlieren und jemandem wehr- und hilflos ausgeliefert sein würde.

Barbara hatte einen wunderbaren und großen Freundeskreis, war beliebt und hatte immer ein offenes Ohr für die Sorgen und Nöte ihrer Lieben. Doch keinem von ihnen erzählte sie von dieser Nacht vor 15 Jahren, die ihr Leben auf einen Schlag verändert hatte.

Zu mir kam sie letztlich vor allem deshalb, weil alle ihre Liebesbeziehungen in den letzten Jahren daran gescheitert waren, dass sie sich auf ihre Partner sexuell nicht einlassen konnte. So sehr sie sich auch bemüht hatte, sich zu öffnen, und so verliebt sie auch war, ihr Körper ließ keine Intimität mehr zu. Es war frustrierend für sie, und sie fühlte sich von ihrem Körper im Stich gelassen.

Nachdem sie aus diesem Grund seit etwa 4 Jahren keine Beziehung mehr eingegangen war, sich aber nichts sehnlicher wünschte, als einen liebevollen Mann kennenzulernen und mit ihm eine Familie zu gründen, erkannte sie, dass es so nicht weitergehen konnte.

Als sie mir in unserem ersten Gespräch davon erzählte, was ihr passiert war, überkam sie eine Woge der Erleichterung. Sie hatte noch nie mit jemandem darüber gesprochen, und als ihr die Worte jetzt über die Lippen kamen, begann sie vor Wut, Angst, Betroffenheit, aber auch aus einem Gefühl der Befreiung heraus zu zittern und zu weinen. Lange Verborgenes war durch ihren inneren Aufruhr wieder an die Oberfläche gespült worden.

Wir beschäftigten uns in den folgenden Monaten mit der Aufarbeitung des Missbrauchs, dem Wiederaufbau einer tragfähigen, vertrauensvollen Beziehung zu sich selbst und ihrer Intuition – der Grundlage, um letztlich auch wieder Vertrauen in andere fassen zu können – sowie gegen Ende unserer Zusammenarbeit mit Barbaras neuen Liebe, einem Mann, der im Laufe unserer Gespräche in ihr Leben getreten war und den sie wenige Monate später heiraten würde.

Es fiel Barbara zunächst schwer, der Vorstellung etwas Positives abzugewinnen, dass wir erst durch die Erfahrungen, die wir gemacht haben, zu den Menschen werden können, die wir heute sind. Sie war verständlicherweise davon überzeugt, dass sie ohne die Missbrauchserfahrung ein freieres, unbeschwerteres Leben führen würde, ohne Selbstzweifel, Schuldgefühle, Abwertungen und die Probleme in ihren nahen Beziehungen, die sie nun schon so lange erlebte. Vor allem ein bestimmtes Glaubensmuster hatte sich ganz tief bei ihr eingegraben: die Vorstellung, Schuld oder bestenfalls Mitschuld zu sein an dem Übergriff und es deshalb nicht zu verdienen, eine liebevolle, erfüllte Beziehung zu leben – dieser Gedanke quälte sie immer wieder und ließ sie nicht mehr los. Sie hatte ihrer Meinung nach etwas Unverzeihliches zugelassen und musste dafür bestraft werden.

So gut ich verstehen konnte, dass es Barbara schwer erschien, ihrer Erfahrung etwas Positives abzugewinnen und im Lauf der Zeit Frieden damit zu schließen, so wusste ich aber auch, dass es letztlich nur durch das Annehmen dessen, was war und ist, gelingen kann, die Vergangenheit mehr und mehr hinter sich zu lassen.

Im Rahmen der Aufarbeitung des massiven Vertrauensbruchs, den sie erlebt hatte, ihrer Selbstzweifel, ihrer Gefühle von Abscheu, Wut, Hass, Angst, Trauer und Enttäuschung begaben wir uns aus diesem Grund auf die Suche nach dem Licht im Dunkel.

Ein wichtiger Ansatzpunkt war es, Barbaras Überzeugung aufzulösen, dass sie durch ihre empfundene Schuld an dem Missbrauch keine erfüllte Liebesbeziehung mehr in ihrem Leben verdient hatte.

Und so sahen wir uns nach Gegenbeweisen um, die diesen Glaubenssatz widerlegen konnten. Dadurch sollte Barbara verstandesmäßig, aber vor allem emotional erkennen, dass sie sich nicht schämen musste, dass sie nichts falsch gemacht hatte, damals in dieser Nacht vor 15 Jahren.

Zunächst einmal betrachteten wir ihre Emotionen von damals nochmals genauer. Und es dauerte auch nicht lange, bis sie wieder dieses innere Nein klar in sich spürte, das sie damals gefühlt hatte und das auch jetzt wieder da war, als die Szene vor ihrem inneren Auge erschien. Nein, Nein, Nein hatte sie damals ohne Unterbrechung gedacht und auch ausgesprochen. Aber er hatte nicht auf sie gehört. Obwohl sie zu Beginn auch Lust auf ihn gehabt hatte, wollte sie nicht so weit gehen. Jetzt spürte sie auch wieder ihren verzweifelten Wunsch aus dieser Situation zu entkommen, aber ohne Erfolg. Er war zu stark, und ihr Körper erstarrte zunehmend. Es schien, als wäre sie nicht mehr willentlich in der Lage, ihren Körper zu kontrollieren. Sie konnte nichts tun als hilflos – wie von außen – zuzusehen, was mit ihr passierte.

(Um die Konfrontation so sanft wie möglich zu gestalten und den Schutz der Klientin in jedem Fall zu gewährleisten, führten wir diese erst nach intensiver Auseinandersetzung und Übung von diversen Stabilisierungstechniken und dem Erreichen eines größtmöglichen Maßes an emotionaler Distanz zu dem Ereignis durch und hielten sie so kurz wie möglich. Schutz und Wohl der Klient hatten in jedem Moment Priorität.)

In diesem Moment der bewussten Konfrontation mit der Missbrauchserfahrung und dem Wissen, das sie sich im Laufe unserer Zusammenarbeit über die Reaktionsweise von Körper und Psyche in potenziell traumatischen Situationen angeeignet hatte, erkannte Barbara aber auch, dass ihr Körper sie mit dieser Erstarrungsreaktion nicht im

Stich gelassen, sondern geschützt hatte- vor unaushaltbaren Gefühlen und Schmerzen. Sie erkannte, dass sie nichts falsch gemacht hatte, ganz einfach deshalb, weil sie in diesem Moment nicht anders hatte handeln können. Sie gestand sich ihre damalige Macht- und Hilflosigkeit zum ersten Mal ein. Das war ein wichtiger Schritt auf ihrem Weg, sich endlich vergeben zu können, was passiert war, und ihren Frieden mit der Überzeugung zu machen, dass sie keine erfüllte Liebesbeziehung verdienen würde. Denn obwohl sie inzwischen einen Mann gefunden hatte, litt sie insgeheim noch immer unter der Angst, dass auch diese Beziehung nicht erfüllend sein würde.

Gegen Ende unserer Zusammenarbeit stellte ich Barbara die Frage, ob sie all dem Belastenden letztlich etwas Gutes abgewinnen könne, ob es etwas gäbe, das sie ohne diese Erfahrung heute wohl nicht erleben würde. Es dauerte eine Weile, bis sie darauf antwortete, und es war spürbar, dass sie diese Frage überraschte, weil der Gedanke, dem Missbrauch etwas Positives abzugewinnen, nach wie vor für sie einfach zu absurd klang. Und dennoch zeigte sich in ihrem Gesicht plötzlich ein überraschter Ausdruck, und sie sagte zögernd:

„Ich glaube, ich wäre keine so verständnisvolle Freundin und Tochter, hätte ich nicht erlebt, was ich erlebt habe. Ich habe das Gefühl, mich in andere und ihren Schmerz noch besser einfühlen zu können und noch liebevoller mit ihnen umzugehen. Und während ich das sage, kommt mir auch der Gedanke, dass ich ohne diese Erfahrung jetzt, gegen Ende unseres gemeinsamen Wegs, nicht so liebevoll mit mir sein, meine Grenzen nicht gleichermaßen respektieren, meine Ziele und Wünsche nicht so wichtig nehmen würde, wie ich es nun tue. Ich wäre vermutlich auch nicht so zielorientiert, beharrlich und entschieden auf meinem beruflichen Weg. Und all das, weil diese Erfahrung mich letztlich gelehrt hat, wie wertvoll mein Leben für mich ist. Ich habe erkannt, dass es mir im Leben um etwas geht. Und ich habe erkannt, dass ich mich selbst jedes Mal, wenn ich wieder Zweifel bekomme, bewusst für das Licht oder das Dunkel entscheiden kann. Ich habe es in der Hand, niemand anderer. Nur ich."

Um sich jetzt bewusst für ein Leben in Freude, Fülle, Liebe und Dankbarkeit entscheiden zu können, war letztlich die Konfrontation mit dem Dunklen in ihr notwendig – dem Dunklen das in unterschiedlicher Form in uns allen wohnt.

Barbara hat beschlossen, sich und ihrer Vergangenheit eine Chance zu geben, mehr und mehr aus der Unbewusstheit herauszutreten und das Licht der Bewusstheit in ihr Leben zu lassen. Die Entscheidung, die sie für sich getroffen hat, war ein mutiger Schritt, weil dies für sie bedeutet hat, Altes, Belastendes und dennoch Vertrautes loszulassen und sich in eine ungewisse Zukunft zu begeben. Denn so unangenehm die Erinnerungen an die Vergangenheit auch waren, sie hatten Barbara doch am sicheren Ufer des Gewohnten gehalten.

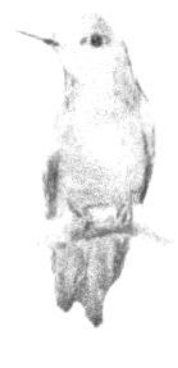

Hinauszuschwimmen, uns der Vergangenheit zu stellen und somit Altes loszulassen, ohne rettendes Land in Sicht, bringt uns weit aus unserer Komfortzone, gibt uns damit aber auch die Möglichkeit, neue Welten für uns zu entdecken.

Wie kannst du die Lektionen dieses Kapitels nun ganz konkret auf dich und dein Leben anwenden?

Ich erläutere dir jetzt, wie du in 4 Schritten deine unbewussten dunklen Anteile mehr und mehr ins Licht deines

Bewusstseins holen kannst. Auf diese Weise wird es dir gelingen, die Kontrolle über deine Gedanken und Gefühle zurückzugewinnen und ein selbstbestimmteres Leben zu führen.

SCHRITT 1: Betrachte an einem konkreten Beispiel, welcher Glaubenssatz dich schon dein Leben lang verfolgt, dich auf belastende Art und Weise bestimmt und dich nicht das Leben führen lässt, das du gerne führen würdest. (Beginne mit einem Glaubenssatz, du kannst diese Übung dann beliebig oft mit anderen wiederholen.)

Um einen Glaubenssatz zu erkennen, ist es hilfreich, dir zu überlegen,

a. welche Verallgemeinerungen du oft verwendest (z. B. „Keiner nimmt mich ernst“, „Alle anderen sind besser als ich“, „Niemand mag mich“).

b. ob du Redewendungen oder Sprüche übernommen hast, die von deiner Familie oft verwendet wurden (z. B. „Man muss mit allem alleine fertig werden“, „Ein Indianer kennt keinen Schmerz“, „Ich habe es nicht verdient, glücklich zu sein“).

c. in welchem Bereich deines Lebens du unzufrieden bist (z. B. Bereich Beziehungen: Was macht es dir schwer, eine erfüllte Beziehung zu leben? Was befürchtest du, könnte dir in Beziehungen widerfahren? Vielleicht die Überzeugung „Sobald ich die Kontrolle aufgebe, werde ich enttäuscht“?).

Anschließend kannst du darüber nachdenken, wann und wodurch diese Glaubenssätze in dir entstanden sind. Hat jemand, der dir wichtig war, vielleicht zu dir gesagt oder dich spüren lassen, dass du nicht gut genug bist? Zu verstehen, woher deine Gedankenmuster kommen, ist ein wichtiger Schritt zur Heilung deiner alten Wunden.

SCHRITT 2: Finde Gegenbeweise, indem du dein Leben gedanklich nach Situationen durchsuchst, die dir zeigen, dass dein Glaubenssatz nicht wahr ist. So wie er aufrechterhalten wird, indem du den Fokus unbewusst auf Situationen lenkst, die ihn bestätigen, kann er durch die bewusste Wahrnehmung von gegenteiligen Erfahrungen mehr und mehr aufgelöst bzw. durch einen passenderen, positiven Glaubenssatz ersetzt werden.

SCHRITT 3: Formuliere deinen negativen Glaubenssatz in eine positive Aussage über dich um (z. B. statt „Sobald ich die Kontrolle aufgebe, werde ich enttäuscht" – „Ich vertraue meiner Intuition und umgebe mich mit Menschen, die mich wertschätzen").

SCHRITT 4: Verankere deinen neuen Glaubenssatz in deinem Unterbewusstsein, indem du tief in dir spürst, dass er wahr ist. Da du in Schritt 2 ja schon Beweise für die Wahrheit deines neuen Glaubenssatzes gesammelt hast, sollte es dir in diesem letzten Schritt leichtfallen, ihn auch als wahr anzunehmen. Lies ihn dir immer wieder durch und verbinde dich mit dem neuen, positiven Gefühl, das er in dir auslöst.

Auf diese Art und Weise überschreibst du Schritt für Schritt ein dysfunktionales Gedankenmuster nach dem anderen in deinem Unterbewusstsein und ersetzt es durch aktuelle, passende Einschätzungen von dir selbst.

Gut gemacht!

Zum Abschluss tu dir Gutes und belohne dich bewusst für deine Bereitschaft, diese 4 Schritte für dich zu gehen.

Falls es dir schwerfällt, die Übung zu beginnen oder auch dabeizubleiben, und deine Motivation droht, verloren zu gehen – denke daran, warum du all das tust. Was ist von so großem Wert für dich, dass du bereit bist, deine alten Muster und Prägungen über Bord zu werfen und Veränderung anzustreben?

3

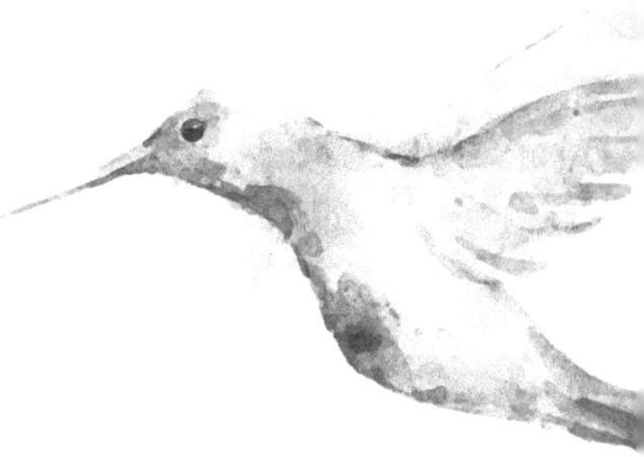

FOLGE DEINER INTUITION

Den Geist, der niemals stirbt,
nennt man geheimnisvoll Weibliches.
Auch wenn es zum ganzen Universum wird,
geht seine unbefleckte Reinheit nie verloren.
Auch wenn es zahllose Formen annimmt,
bleibt seine wahre Identität intakt.

Das Tor zum geheimnisvoll Weiblichen
nennt man die Wurzel der Schöpfung.

Höre auf ihre Stimme,
höre ihr Echo in der ganzen Schöpfung.
Ohne Fehl offenbart sie ihre Gegenwart.
Ohne Fehl führt sie zur eigenen Vollkommenheit.
Auch wenn sie unsichtbar ist, dauert sie fort,
sie wird niemals enden.

Der Geist, der niemals stirbt und der in Laotses Vers als geheimnisvoll Weibliches bezeichnet wird, soll hier als Intuition interpretiert werden. Ihre Bedeutung für uns Menschen wird im Weiteren besprochen.

WEIBLICHE UND MÄNNLICHE INTUITION

Auch wenn Intuition keineswegs nur eine weibliche Gabe ist, scheint bei Frauen die Fähigkeit, Gefühlszustände anderer Menschen wahrzunehmen, zwischen den Zeilen zu lesen und zwischenmenschliche Probleme zu erkennen, ausgeprägter zu sein. Männern hingegen wird ein systematischerer Zugang und eine logischere Interpretation der Welt nachgesagt. Doch meiner Erfahrung nach ist die männliche Intuition gerade bei den feinfühligen Vertretern dieses Geschlechts ebenso stark ausgebildet. Allein der Weg zur intuitiven Entscheidung ist ein anderer. So fußt Intuition bei Männern weniger auf einem direkten gefühlsmäßigen Entschluss, sondern ist öfter mit dem Verstand gepaart und scheint aus diesem Grund manchmal von ihm überlagert zu sein.

Da Männer insgesamt auf ihre intuitiven Fähigkeiten deutlich weniger vertrauen als Frauen, bedarf es gerade im Bereich von Beratung und Therapie zartbesaiteter, feinfühliger Männer noch deutlich mehr Aufklärung darüber, wie Intuition funktioniert, welch wichtige Funktion sie im Leben eines jeden Menschen spielt und wie sie gefördert werden kann. Deshalb brauchen wir besonders in Bezug auf die Funktionsweise der männlichen Intuition wissenschaftliche Studien, um auf diesem Gebiet mehr Informationen sammeln und somit detailliertere Aussagen treffen zu können.

Aber auch Frauen sollten in ihrem Glauben an diese grundlegende menschliche Kompetenz und in ihrem Mut gestärkt werden, trotz aller verstandesmäßiger Argumente, die dagegen zu sprechen scheinen, ihrer Intuition zu folgen. Denn selbst wenn Frauen eher bereit sind, ihre innere Stimme wahrzunehmen und ihr Gehör zu schenken, lassen sie es auch oft zu, dass der Lärm fremder Meinungen ihr intuitives Wissen übertönt.

WAS IST INTUITION?

Der Begriff Intuition kommt von lat. *intueri*, hineinschauen, und verbindet eigene Innensichten mit der Einsicht in das Innere oder das Wesen des Geschauten.[8]

Je nach Bedeutungsgebung ist Intuition mitunter schwer abzugrenzen von anderen Begriffen wie Gefühl, Inspiration, Ahnung, Phantasie etc., und dennoch umfasst sie charakteristische Aspekte mit deren Hilfe sie sich gut beschreiben lässt. Intuitives Wissen tritt häufig in Form eines Geistesblitzes, eines Aha-Erlebnisses, auf und kann aus diesem Grund auch nicht kontrolliert oder willentlich herbeigeführt werden. Da sie sich meist zeigt, wenn wir uns in einem empfangsbereiten Zustand der ruhigen Aufmerksamkeit befinden, wird auch oft von Eingebung gesprochen. Und obwohl dieses gefühlte Wissen weder durch rationales Denken noch durch Schlussfolgern zustande kommt, wird es als richtig, als stimmig empfunden.

In der Psychologie wird Intuition in diesem Sinn auch als die Fähigkeit angesehen, Wissen ohne Beweise, Belege oder bewusste Argumentation zu erwerben oder ohne zu verstehen, wie das Wissen erworben wurde. Intuition ist demzufolge die Gabe, Lösungen für Probleme zu finden, ohne bewusste Schlussfolgerungen des Verstandes zu nutzen. Oft nehmen wir sie als innere Stimme wahr, von der wir uns leiten und den für uns – eben intuitiv – richtigen Weg weisen lassen können.

Und genau hierin liegt auch die Herausforderung im Umgang mit intuitivem Wissen. Da Intuition ein subjektiver, intrapersonaler Vorgang ist, ist sie einer objektiven Überprüfung in der Außenwelt meist nicht zugänglich. Und das erklärt auch, warum Intuition im Vergleich zu unserem Verstand in unserer rational geprägten Welt oft einen Beigeschmack von Inkompetenz, Naivität oder Realitätsflucht bekommt.

Klar abzugrenzen ist die Stimme unserer Intuition von egogebundenen Wünschen, Voreingenommenheiten, Bewertungen und Emotionen, den Produkten der unerlösten Anteile unseres Selbst, den Bedürftigkeiten unseres Verstandes. Und damit ist Intuition frei von jeglicher Absicht, orientiert sich also nicht daran, was zu tun ist, um ein bestimmtes, erwünschtes Resultat zu erzielen.

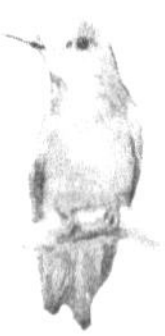

Intuition ist ein unvoreingenommenes Instrument zur Erfassung all unserer Möglichkeiten und Potenziale, Quelle der Phantasie, ein innerseelisches Berührtwerden von einem tief gefühlten Wissen.

WAHRNEHMEN DER INNEREN STIMME

Dieses Instrument in seinem vollen Umfang nutzen zu können setzt allerdings voraus, dass wir unsere innere Stimme wahrnehmen lernen. Denn sie dient uns als Sensorium, das uns auf Basis eines ganzheitlichen Eindrucks dessen, was in und um uns herum vorgeht, jene Entscheidung erlaubt, die für unser geistiges und psychisches Wachstum am Förderlichsten ist.

Die Wahrnehmungsfähigkeit dieser leisen Stimme unseres Herzens zu schulen ist auch ein erster wichtiger Schritt zur Bewusstmachung unseres intuitiven Wissens. Dabei handelt es sich um ein Wissen, das in unserem Unterbewusstsein verankert ist „und uns dann plötzlich, und meistens eher unerwartet, eine konkrete, fertig geformte Erkenntnis ins Bewusstsein schleudert“, wie der Schweizer Psychiater und Kreativitätsforscher Gottlieb Guntern es ausdrückt.[9]

Der Schweizer Tiefenpsychologe C. G. Jung sieht die intuitive Erkenntnis gar als Verschmelzung unseres individuellen Unbewussten mit einem überpersönlichen Bereich, dem kollektiven Unbewussten, einer tieferen Schicht der Psyche, die Träume und Motive der Kulturgeschichte umfasst.[10]

Unsere Intuition mag also zu Beginn ganz leise zu vernehmen sein, wie das Wispern des Windes im Herbstlaub.

Sie versucht, Gehör zu finden auf der Bühne unseres Verstandes mit seinen widerstreitenden, allzu dominanten Gedanken, die unsere Wahrnehmung prägen, meist ohne dass wir uns dessen voll bewusst sind.

Und auch wenn unser Verstand durchaus seine Relevanz hat, um zu planen, vernunftbestimmt zu entscheiden und so die äußeren Bedingungen in gewissem Maße zu kontrollieren, damit wir letztlich unsere Ziele erreichen, ist unsere Intuition – die feine Stimme unseres Herzens – die eigentliche Schöpferkraft, die all unserem Tun Sinn und Wert verleiht, wenn wir auf sie hören.

FLOW-ERLEBEN

Folgen wir unserer Intuition, so lässt uns dies Schaffenslust erleben, auch als Flow bezeichnet. „Flow kann als intuitive Handlung und Intuition als Erkenntnis im Fluss betrachtet werden.“[11]

Und wir alle kennen dieses Gefühl des Flow, das sich einstellt, wenn wir unserer inneren Stimme folgen, das Gefühl, das uns die Erfahrung gelebter Ganzheit ermöglicht. Es handelt sich um einen beglückenden Zustand des Fließens, der entsteht, wenn wir selbstvergessen ohne Gefühl für Raum und Zeit restlos in einer Aufgabe aufgehen, der wir uns mit Herz und Seele verschrieben haben. So befindet sich ein Maler, ein Bildhauer oder ein Komponist in diesem Zustand des Fließens, wenn er ein Kunstwerk schafft. Ein Therapeut erlebt ein Gefühl des Verschmelzens, wenn er ganz hingegeben der Geschichte eines Klienten lauscht, um dann wie in einem leichtfüßigen Tanz gemeinsam mit ihm Belastendes zu transformieren, das gelöst werden darf, um mehr Freiheit, Leichtigkeit und Frieden in sein Leben zu lassen.

Intuition hilft uns dabei, loszulassen, ins Fließen zu kommen und die Kontrolle abzugeben. Und wenn uns das gelingt, indem wir uns der Führung durch dieses tiefe innere Wissen hingeben, wird unser Leben bunter werden. Wir werden in tiefer Verbundenheit mit uns selbst und in lebendigem Austausch mit unserer Umwelt einen Zustand erschaffen, in dem es nicht mehr um Leistung, ein Ergebnis oder Erfolg geht. Denn auch wenn Intuition letztlich keine Garantie für eine objektiv richtige Entscheidung ist, so hilft sie uns doch dabei, Dinge wieder um ihrer selbst willen zu tun.

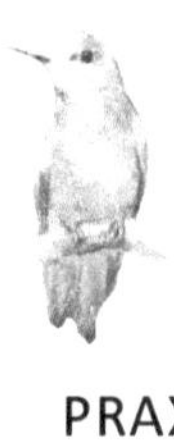

Intuition bringt uns wieder mit der Magie unseres Lebens, mit unserer Lebendigkeit und damit mit unserem Herzen in Berührung.

PRAXISBEISPIEL

Max, 33, stand auf Kriegsfuß mit seiner Intuition, das machte er gleich zu Beginn klar, als er mich in meiner

Praxis aufsuchte. Entsprechend ungeduldig und in einer Abwehrhaltung mit vor der Brust verschränkten Armen, scheinbar gerüstet für einen Kampf mit sich selbst, nahm er mir gegenüber Platz.

Nach ein paar Minuten lockerer Konversation, durch die ich ihn aus dem emotionalen und geistigen Anspannungszustand, in dem er sich befand, lösen wollte, begann er zu erzählen, weshalb er zu mir gekommen war. So war er z. B. davon überzeugt, dass ihn seine Gefühle, wie er sagte, immer wieder in die Irre führen würden, dass er sich selbst nicht vertrauen könne, wenn es um die gefühlsmäßige Einschätzung einer Situation ging, dass er anscheinend bei Problemen versagte, die sich einer verstandesmäßigen Lösung entzogen. Ganz konkret ging es um die kurz zurückliegende Trennung von seiner langjährigen Freundin Ella, die ihm völlig unerwartet 4 Wochen vor unserem Termin mitgeteilt hatte, dass ihre Beziehung mit Max für sie so nicht mehr funktionieren würde und sie in ihre Heimat Schweden zurückkehren wolle. Er war aus allen Wolken gefallen, weil er nicht einmal ansatzweise vermutet hatte, dass es schlecht um die gemeinsame Beziehung stehen könnte. Sein Bauchgefühl hatte ihn da wohl völlig im Stich gelassen.

Max quälte sich ohne Unterlass mit dem Gedanken, wie er hatte übersehen können, dass Ella in ihrer Partnerschaft unglücklich geworden war. Er hatte immer geglaubt, ein feinfühliger, empathischer Mensch zu sein, aber diese Erfahrung ließ ihn an allem zweifeln, was ihn seiner Meinung nach ausmachte. Ja, sie hatte ihm immer wieder gesagt, dass sie sich mehr Abenteuer in ihrem Leben wünsche, dass sie gerne reisen und die Welt erkunden würde, aber er war überzeugt gewesen, dass er sie eines Besseren belehren könnte, wenn er sich einfach ein wenig mehr anstrengen und sie noch bewusster Zeit miteinander verbringen würden. Für Max war die Beziehung perfekt gewesen, genauso wie sie war. Er hatte Ella geliebt und war davon ausgegangen, dass sie in ein paar Jahren eine Familie gründen würden. Er selbst war immer schon der passivere Part in der Beziehung gewesen, hatte die gemeinsame Zeit zu Hause genossen, die Ruhe und die Entspannung geliebt, wenn sie auf dem Sofa gelegen und sich vom Tag erzählt hatten. Und er hatte gedacht, dass Ella ähnlich empfinden würde.

Während er mir all das anvertraute, kochte plötzlich die Wut in ihm wieder hoch, die bereits bei unserem Erstgespräch spürbar gewesen war. Er war so enttäuscht von sich, von Ella, vom Leben und er hatte Angst – Angst davor, Ella könne bald wieder jemanden kennenlernen, der ihn einfach so ersetzen würde, und Angst vor der Stille zu Hause. Max hatte das Gefühl, dass er sich sein ganzes bisheriges Erwachsenenleben etwas vorgemacht hatte, weil er – jetzt, da er auf sich allein zurückgeworfen war – mehr und mehr spürte, dass es im Grunde sehr wenig in seinem Leben gab, das ihn wirklich begeisterte und ihn mit Leidenschaft erfüllte. Um sich, wenn auch nur kurzfristig, von seinen starken Selbstzweifeln zu befreien, trank er gern und viel, immer wenn er mit seinen Freunden ausging. Er wusste, dass ihm der Alkohol nicht guttat, meist fühlte er sich am darauffolgenden Tag schlecht, aber er ließ ihn seine Probleme wenigstens für ein paar Stunden vergessen.

Das Gefühl, nicht gut genug zu sein, begleitete ihn seit seiner Kindheit und war in seiner Beziehung mit Ella in den Hintergrund getreten, aber nun brach es mit voller Wucht wieder hervor. Er hatte den Kontakt zu sich selbst, seinen Gefühlen, seiner inneren Stimme und seiner persönlichen Wahrheit verloren. Und aus diesem Grund stellte er die Bedürfnisse und Wünsche anderer über seine eigenen.

Der Weg aus den Selbstzweifeln, hin zu Wertschätzung und Vertrauen in sich selbst und zu einem bewussten, förderlichen Umgang mit seinen Gefühlen, Träumen, Wünschen und Bedürfnissen, konnte nur über die Entwicklung der Intuition führen. Denn im Vertrauen in die stärkende Kraft seiner inneren Stimme wäre es Max möglich, seine Lebendigkeit wiederzuerlangen, stärkeren Halt in sich selbst zu finden und sich somit auch nicht mehr über die Außenwelt zu definieren.

Wir begannen, uns über die Erfahrungen seiner Kindheit und Jugend zu unterhalten, die den Grundstein für sein jetziges Selbstbild gelegt hatten. Wir sprachen über die Gefühle von Ohnmacht, Schmerz und Hilflosigkeit, die er als Kind empfunden hatte, wann immer er sich nicht wertgeschätzt gefühlt hatte, über seine Wutausbrüche, die in der Grundschulzeit begonnen und dazu geführt hatten, dass seine Freunde nicht mehr zum Spielen zu ihm kommen durften, und über das damit verbundene Gefühl, so wie er war, nicht akzeptiert zu werden.

Er hatte als Kind noch keine Möglichkeit, mit seiner Frustration, seiner Enttäuschung und seinem Schmerz auf andere Art und Weise umzugehen, als mit Gegenständen um sich zu werfen und sich selbst dafür zu bestrafen, dass er den Erwartungen der Umwelt nicht entsprach. Keiner hatte genauer hingesehen, um den Grund für seine Wut zu erkennen, und so begann er, die Abwertung, die er von den anderen dafür erfuhr, zu übernehmen, seinen Schmerz zu verdrängen und seine Wut zu unterdrücken.

Nach außen hin schien er in den darauffolgenden Jahren angepasster, aber diese Momente, in denen er sich selbst vergaß, die Kontrolle verlor und nur noch rotsah, traten noch immer wieder auf. Er hatte nie einen anderen Menschen körperlich verletzt, aber er wusste, dass er mit seinen Worten Schaden anrichten konnte. Das war besonders deshalb gerade jetzt von Bedeutung, weil Ella einen Besuch ankündigte, um ihre Sachen aus seiner Wohnung zu holen. So sehr er sich wünschte, die Aussprache würde friedlich und harmonisch ablaufen, so sehr fürchtete er aber die Wut, die in ihm brodelte und die ein Ventil suchte. Er wollte Ella zwar auf keinen Fall verbal verletzen, spürte aber auch, dass sein Schmerz darüber, verlassen worden zu sein, einen Weg nach draußen suchte. Er befand sich in einem Dilemma und wusste nicht, was er tun konnte, um einerseits sich selbst und seinen Emotionen Raum zu geben und andererseits Ella zu schützen.

Und so empfahl ich ihm, in einem Brief all das auszudrücken, was er Ella in seiner Wut so gerne an den Kopf werfen wollte – all das, was gesagt werden musste, damit er zu den Emotionen, die ihn zu überfluten drohten, Distanz gewinnen konnte. Diesen Brief sollte er nur für sich schreiben und ihn im Anschluss entweder wegwerfen oder verbrennen, als Ritual, um sich von seinen destruktiven Emotionen lösen und sich Schritt für Schritt selbst annehmen zu können.

Er setzte die Methode sofort um und war verblüfft über ihre Wirksamkeit. All die verstörenden Emotionen Ella gegenüber, aber auch seine eigenen Schuldgefühle und Selbstvorwürfe lösten sich im Prozess des Schreibens mehr und mehr auf. Ihm wurde bewusst, welche tiefen Wunden die Trennung in ihm aufgerissen hatte: das Gefühl, abgelehnt zu werden, nicht zu genügen, von einem der wichtigsten Menschen in seinem Leben nicht wertgeschätzt zu werden und klein und unbedeutend zu sein. Durch diesen Bewusstwerdungsprozess hatte er sich automatisch ein Stück von diesen alten Emotionen und seiner damit verbundenen unkontrollierbaren Wut distanziert. Er hatte sich alles von der Seele geschrieben und sich dadurch so viel Raum geschaffen, dass es ihm möglich wurde, sein automatisches Schutzmuster, die Wut, abzulegen und nun bewusst zu wählen, wie er stattdessen mit der Situation umgehen wollte.

Indem er diese emotionale Blockade löste, konnte er nicht nur erkennen, dass er sich im anstehenden Gespräch einen liebevollen Abschied von Ella wünschte, sondern er konnte ihn auch Realität werden lassen. Denn seine veränderte Haltung bewirkte letztlich, dass er Ella statt seiner Wut seine wahren Gefühle zeigen konnte, und so lief das gemeinsame Treffen für beide dann auch harmonisch und friedlich ab.

Sie fühlten sich einander nahe, aber zusätzlich spürte Max im Lauf des Gesprächs auch ganz klar, dass es durch den Prozess der Trennung, den Ella angestoßen hatte, nun auch für ihn kein Zurück mehr gab. Und diese Klarheit, dieses intuitive Wissen, dass ein wichtiger Abschnitt in seinem Leben zu Ende gegangen war, half ihm schließlich auch dabei, seine Gefühle von Verlust, Trauer und Enttäuschung sowie seine Angst vor einer Zukunft ohne Ella zu akzeptieren und das Vertrauen zu entwickeln, dass er sein Leben mit Hilfe seiner Intuition in Übereinstimmung mit seinen Bedürfnissen und Wünschen führen konnte.

Im Verlauf unserer weiteren Gespräche setzte sich Max auch intensiv mit den 10 Schritten zur Stärkung seiner intuitiven Fähigkeiten auseinander, die am Ende dieses Kapitels erläutert werden. Er übte sich konsequent im bewussten Wahrnehmen, Verstehen, Annehmen und Loslassen seiner Emotionen und der ihnen zugrundeliegenden Erfahrungen seiner Kindheit und Jugend. Da er die hohe Erwartungshaltung an sich selbst aufgab, löste er sich im Laufe der Zeit auch von seinen Erwartungen, Bewertungen und Vorurteilen in Bezug auf andere Menschen.

Er entwickelte seinem Körper und seinen Emotionen gegenüber Geduld und Wertschätzung, nahm sich regelmäßig Zeit, um in sich hineinzuhorchen und zu beobachten, was sich ihm zeigte.

Das Schreiben von Briefen, wann immer er anderen Menschen oder sich selbst gegenüber Wut empfand, entwickelte sich bei ihm zu einer neuen Routine, die ihn entlastete und ihm half, Klarheit darüber zu gewinnen, welches alte Muster durch die neue Erfahrung angestoßen worden war. Und indem er sich selbst dadurch immer besser verstand, seine Gedanken und seine Gefühle immer achtsamer wahrnahm, begann er, seine innere Stimme mehr und mehr zu hören und ihren Impulsen zu vertrauen.

Es fiel ihm zunehmend leichter, und ja, es begann ihm sogar Spaß zu machen, mutig Entscheidungen zu treffen – etwas, das er bis dahin so gar nicht von sich gekannt hatte. Wann immer er spürte, dass sich eine berufliche oder private Situation nicht mehr stimmig anfühlte, ging er in sich, um herauszufinden, was für ihn die passenden nächsten Schritte sein könnten, und setzte sie dann konsequent um.

Als er auf diese Weise ein immer stärkeres, enorm befriedigendes Gefühl von Freiheit, Leichtigkeit und innerer Verbundenheit spürte, gepaart mit einem tiefen Flow-Erleben, war keine äußere Motivation mehr nötig, um einen nächsten Schritt zu tun. Er war wieder mit seiner Lebendigkeit und seinem Herzen in Berührung gekommen.

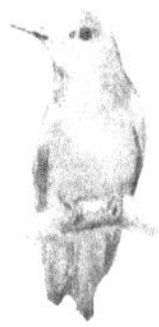

Intuition ist in jedem Menschen angelegt und erschließt sich uns insbesondere in Momenten, in denen wir nicht danach suchen. Das heißt, unsere Absicht, unser Verstand, muss zurücktreten, damit die Intuition spürbar werden kann.

Es handelt sich um eine andere Form der Wahrnehmung, die trainierbar ist, jedoch regelmäßig geübt werden muss. Es gilt, mit Geduld die kleinen Dinge und Reaktionen in unserem Körper wahrzunehmen und nicht zu bewerten, sondern einfach nur zu spüren und neugierig zu warten, auf das, was da kommen mag. Eine gute Umgebung für Intuition ist zum Beispiel die Natur oder ein anderer stiller, angenehmer Ort.

Wie kannst du die Lektionen dieses Kapitels nun ganz konkret auf dich und dein Leben anwenden?

Ich erläutere dir jetzt, wie du in 10 Schritten deine Intuition mehr und mehr trainieren kannst. Halte dich bei den folgenden Schritten entweder an die angegebene Reihenfolge (besonders bei Schritt 1–3) oder wähle sie danach aus, ob sie für dich im jeweiligen Moment gerade stimmig sind.

SCHRITT 1: Nimm dir jeden Tag ein paar Minuten Zeit, die du in Ruhe verbringst und in denen du dich darin übst, nichts zu denken und nicht produktiv zu sein.

SCHRITT 2: Am leichtesten wird dir das gelingen, wenn du dich währenddessen auf deine Atmung konzentrierst. Atme tief und regelmäßig. Oder wenn du gerne aktiv bist, tanze doch einfach so lange zu deiner Lieblingsmusik, bis es in deinem Kopf still wird.

SCHRITT 3: Beobachte dich selbst in diesem Zustand innerer Stille und bewerte nicht. Lass für ein paar Sekunden oder auch Minuten alles da sein, was gerade Platz haben möchte (z. B. Bilder, Körperwahrnehmungen, Impulse, Ideen). Wenn sich nichts mehr zeigt, steig bewusst aus diesem Zustand tiefer innerer Offenheit aus, indem du deinen Körper bewegst und deine Aufmerksamkeit wieder auf deine Umgebung richtest.

SCHRITT 4: Schreibe am Ende des Tages auf, was dich bewegt hat. Schreibe ohne Nachzudenken, in einem Fluss. Es muss keinen Sinn ergeben.

SCHRITT 5: Geh einmal am Tag in die Natur und übe dich in Achtsamkeit (diese Übung kannst du auch mit den Schritten 1–3 verbinden).

SCHRITT 6: Achte auf deine Gedanken und nimm die Gefühle wahr, die sie in dir auslösen. Du musst nicht mehr tun, als deine bewusste Aufmerksamkeit darauf zu richten. Nimm wahr und lasse beides – Gedanken und Gefühle – wieder ziehen.

SCHRITT 7: Falls du in Schritt 6 noch alte Glaubenssätze aufgedeckt haben solltest, von denen du dich in deinem Leben eingeschränkt fühlst, kannst du diese mit Hilfe der Anleitung im vorigen Kapitel auflösen. (Du musst jetzt aber nicht jeden einzelnen Glaubenssatz bearbeiten, den du entdeckst. Es geht nur um solche Muster, die dich in deinem Selbstausdruck behindern.)

SCHRITT 8: Versuche dankbar zu sein für jeden Moment deines Lebens. Und wenn dir das schwerfällt – weil du dich z. B. gerade in einer belastenden Lebenssituation befindest –, dann erinnere dich daran, dass es oft nicht mehr braucht als eine Veränderung unserer Sichtweise, um Licht in unser Leben zu lassen. Dazu musst du deine Sichtweise nicht einmal direkt verändern, sondern alleine durch die Erinnerung an diese Möglichkeit wirst du augenblicklich Erleichterung spüren. Und wenn du deine Wahrnehmung dann obendrein tatsächlich noch veränderst, umso besser.

SCHRITT 9: Beginne deinen Tag mit einem positiven Gedanken, einer positiven Intention und fühle sie. Schreib dir dazu eine Notiz, die dich jeden Morgen daran erinnert. Je positiver unsere Stimmung, umso leichter kann sich die Intuition einen Weg in unser Bewusstsein bahnen.

SCHRITT 10: Teile deine Freude, deine Erkenntnisse, deine Dankbarkeit mit Menschen, von denen du dich in deinem Sein bestärkt fühlst.

Gut gemacht!

Zum Abschluss tu dir Gutes und belohne dich bewusst für deine Bereitschaft, diese 10 Schritte für dich zu gehen.

Falls es dir schwerfällt, die Übung zu beginnen oder auch dabeizubleiben, und deine Motivation droht, verloren zu gehen – denke daran, warum du all das tust. Was ist von so großem Wert für dich, dass du bereit bist, deine alten Muster und Prägungen über Bord zu werfen und Veränderung anzustreben?

4

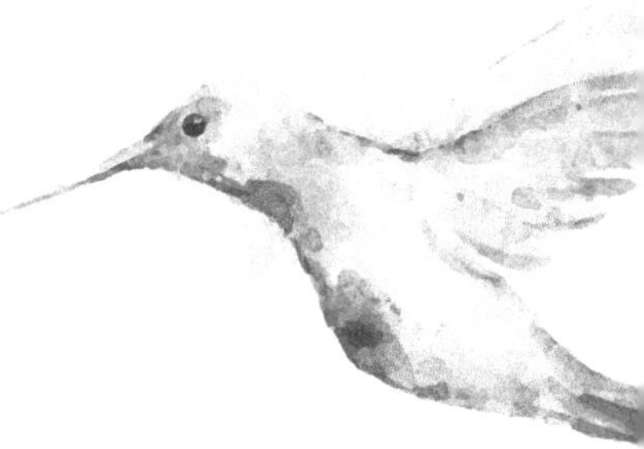

SEI AUTHENTISCH

Das höchste Gut ist wie das Wasser,
das alle Dinge nährt, ohne sich zu bemühen.
Es fließt an niedrige Orte, die Menschen verabscheuen.
Somit gleicht es dem Tao.

Lebe in Übereinstimmung mit der Natur der Dinge.
Beim Wohnen: Bleibe erdnah.
Beim Meditieren: Geh tief in dein Herz.
Im Umgang mit anderen: Sei sanft und gütig.
Halte dein Wort.
Herrsche gerecht.
Sei zeitgemäß und wähle den richtigen Zeitpunkt.

Wer in Übereinstimmung mit der Natur lebt,
läuft dem Wesen der Dinge nicht zuwider.
Er bewegt sich in Harmonie mit dem Augenblick
und kennt stets die Wahrheit dessen, was zu tun ist.

MOMENTE DER AUTHENTIZITÄT

Jeder kennt sie, diese Momente angenehmer innerer Ruhe, Stärke, Klarheit und positiver Gestimmtheit, die wir erleben, wenn wir authentisch sind; die Momente, in denen wir uns losgelöst fühlen von hinderlichen Prägungen, die wir in der Vergangenheit erfahren haben, und von Hoffnungen oder Sorgen, die wir mit der Zukunft verbinden. Es sind Momente, in denen wir uns ganz im Hier und Jetzt befinden und einfach nur wir selbst sind, unsere wahre Natur zeigen, ohne Erwartungen, voller Vertrauen, entblößt und verletzlich und gleichzeitig sicher und beschützt durch das tiefe Wissen, dass nichts und niemand die Macht hat, uns in unserem Glauben an all das, was uns wahrlich ausmacht, zu erschüttern. Dies gilt, solange wir uns nicht selbst betrügen und uns dieses Zepter unserer Macht wieder aus der Hand nehmen lassen, indem wir dem Druck äußerer Einflüsse nachgeben. Wenn wir zu uns stehen, unsere Gefühle und Gedanken offen äußern, sind wir weder naiv noch dumm.

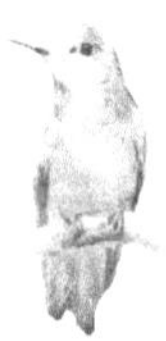

Wir haben uns in unserem Leben auf eine Weise erfahren, die uns so stark gemacht hat, dass wir keiner Masken mehr bedürfen, und erleben nun das Geschenk innerer Freiheit, das Authentizität mit sich bringt.

Ein wunderbarer Gedanke und eine schöne Aussicht, magst du dir denken, aber du wirst dich vielleicht auch fragen, wie du diesen Zustand des Eins-Seins mit dir selbst länger als nur für einen kurzen Moment bewahren kannst.

BEDEUTUNG DES BEGRIFFS AUTHENTIZITÄT

Bevor ich darauf genauer eingehe, und dir im weiteren Verlauf dieses Kapitels auch eine Anleitung an die Hand gebe, wie du zu deinem authentischen Ausdruck finden kannst, möchte ich zunächst mit einer Bedeutungsklärung des Begriffs Authentizität beginnen.

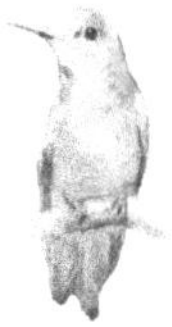

Authentizität bedeutet, ganz bei sich zu sein. In diesem Zustand des Einklangs mit sich selbst ist eine tiefe Übereinstimmung spürbar zwischen der inneren Gestimmtheit und dem äußeren Ausdruck.

Abhängig vom Grad der individuellen Bewusstheit ist Authentizität ein reflektierter Zustand des Sich-selbst-bewusst-Seins, ein Ausdruck des Selbst, das sich unter Einbeziehung und Würdigung aller bewussten Komponenten der Persönlichkeit letztlich nicht anhaftet an egogebundene Vorstellungen, Erwartungen oder Ansprüche in Bezug auf die eigene Person oder das Umfeld. Zu diesen bewussten Komponenten gehören neben den aus der persönlichen Erfahrung entstandenen Werten, Gedanken, Gefühlen und Überzeugungen auch Bedürfnisse, Wünsche, Träume, kurz alles, was unser wahres Selbst ausmacht, wenn wir uns nicht von äußeren Einflüssen bestimmen lassen.

Hier ist es mir noch wichtig, die folgende Unterscheidung zu treffen: Der direkte Ausdruck einer Emotion, eines Impulses wie z.B. Wut, der unbewusst also ohne den Umweg einer Prüfung durch das bewusste Selbst – und in einer ungesteuerten, oft für uns selbst oder andere nachteiligen Reaktion erfolgt, hat für mich nichts mit Authentizität zu tun, sondern ist Zeichen eines noch unreflektierten Geistes, der aus einer Bedürftigkeit, einer alten Prägung heraus handelt. Authentizität meint also nicht, jede Emotion ungefiltert zu äußern und das Umfeld mit all unseren Problemen zu belasten, sondern unser Wesen auf angemessene, rücksichtsvolle, für beide Seiten stimmige Weise zum Ausdruck zu bringen.

Ebenso bedeutet authentisch zu sein für mich keineswegs, ohne Ego zu sein. Es bedeutet nur, uns auch des Ego-Anteils bewusst zu sein, ohne ihm jedoch die Kontrolle zu überlassen.

Es bedeutet, wie ein bewusster, wertschätzender Elternteil die einzelnen Anteile der Persönlichkeit – ganz wie Kinder – liebevoll wahrzunehmen und da sein zu lassen, um aus all den inneren Impulsen jenen auszuwählen, der unter Berücksichtigung des inneren Geschehens und der äußeren Umstände das eigene, momentane Sein am besten zum Ausdruck bringt.

So komplex dies vielleicht klingen mag, so geht es letztlich doch um Einfachheit – um ein Einfach-sein.

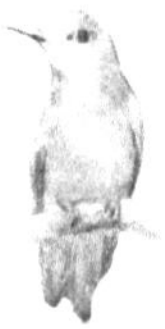

Das Entscheidende ist, aus dem Zustand des In-sich-Ruhens nach außen zu gehen, nicht aus einer Aufgeregtheit, einer Bedürftigkeit heraus oder um ein bestimmtes Ziel zu erreichen, sondern um mit der Echtheit des eigenen offenen Herzens die Herzen anderer zu berühren.

Diese Echtheit vermag auch wahrhaft zu berühren und zu bewegen. Ohne viele Worte gelingt dies einem Menschen, der sich echt und ehrlich zeigt und dabei auch die anderen sein lässt, der gütig und sanft ist und so eine Energie des Miteinanders, der Achtsamkeit und Wertschätzung schafft. Und dieses positive Gestimmtsein ermöglicht es auch dem Gegenüber, seine Masken fallen zu lassen, in diesen Zustand der Ego-transzendierten Schwerelosigkeit einzutreten und im Einklang mit sich selbst zu handeln.

VIER KRITERIEN DER AUTHENTIZITÄT

Betrachten wir den Begriff der Authentizität nun aus der Sicht der Sozialpsychologie, dann sehen wir, dass vier Kriterien erfüllt sein müssen, um sich selbst als authentisch erleben zu können.[12] Zu diesen Kriterien zählen:

1. **Bewusstsein:** Authentizität setzt voraus, dass wir uns unserer Stärken und Schwächen ebenso wie unserer Gefühle und Motive bewusst sind und uns darin annehmen. Das ist allerdings nur möglich, wenn wir unser Verhalten und das Verhalten anderer reflektieren, denn erst dann können wir uns unserer selbst und unseres Handelns bewusst werden.
2. **Ehrlichkeit:** Je eher wir der ungeschminkten Realität, das eigene Selbst betreffend, ins Auge blicken und auch unangenehme Rückmeldungen akzeptieren können, umso authentischer verhalten wir uns.
3. **Konsequenz:** Authentisch sind wir, wenn wir nach unseren Werten und Überzeugungen handeln, selbst wenn das bedeutet, dass wir durch unser Verhalten Nachteile haben könnten.
4. **Aufrichtigkeit:** Authentisch zu sein bedeutet, bereit zu sein, unser wahres Selbst, mit seinen positiven wie negativen Seiten, in zwischenmenschlichen Beziehungen offen zu zeigen und nicht zu verleugnen.

EIGENSCHAFTEN AUTHENTISCHER MENSCHEN NACH MASLOW

Nach Abraham Maslow, einem US-amerikanischen Psychologen, der vor allem durch die nach ihm benannte Bedürfnispyramide bekannt geworden ist, kann der

Mensch erst auf der Stufe der Selbstverwirklichung, d.h. nach Befriedigung seiner essenziellen Bedürfnisse (physiologische Grundbedürfnisse wie Essen und Trinken, Bedürfnisse nach Sicherheit, Zugehörigkeit, Anerkennung und Wertschätzung), sein wahres Selbst erkennen und zu mehr Authentizität gelangen. Solange der Mensch also nicht frei ist von persönlichen Traumata oder negativen Prägungen, wird sein authentisches Verhalten überlagert sein von alten dysfunktionalen Mustern.[13]

Maslow geht zudem davon aus, dass bei authentischen Menschen die folgenden Eigenschaften stärker ausgeprägt sind (die einzelnen Eigenschaften wurden dabei aus „Maslow on Management"[13] übernommen, die Interpretation stammt von der Autorin):

Deutlichere, wirksamere Wahrnehmung der Wirklichkeit

Je authentischer Menschen werden, umso seltener unterliegen sie einer verzerrten Realitätswahrnehmung, da sie sich selbst und ihre Umwelt ungefilterter betrachten können. Sie haben alte, hinderliche Prägungen und Denkmuster großteils bearbeitet und hinter sich gelassen und sind damit nicht länger von ihren dysfunktionalen Gedanken und Gefühlen gesteuert. Sie sehen klarer und unverfälschter, nicht mehr vergleichbar mit den teilweise bizarren Verzerrungen in den Spiegeln eines konditionierten Verstandes.

Größere Offenheit für Erfahrungen

Durch die Heilung ihrer alten Wunden ist es authentischen Menschen leichter möglich, sich neuen Erfahrungen zu öffnen als Menschen, die sich ihrer selbst weniger bewusst sind. Diese neuen Erfahrungen wirken auf sie weniger bedrohlich, sind im Gegenteil sogar erwünscht, da ihre Neugier dadurch angeregt und Inspiration wie auch persönliches Wachstum gefördert werden.

Stärkere Integration, Ganzheit und Einheit der Person

Da authentische Menschen sowohl ihre Stärken als auch ihre Schwächen kennen, sie annehmen und zu ihnen stehen, weisen sie ein stabileres, positiv kongruentes, stimmigeres – also mit der Außenwahrnehmung übereinstimmendes – Selbstbild und gleichzeitig eine geringere Zahl von verdrängten, hinderlichen Erfahrungen und unerlösten Persönlichkeitsanteilen auf. Sie werden aus diesem Grund weniger von den unbewussten Inhalten ihres Geistes gesteuert und erleben mehr Verbundenheit mit sich selbst, Ganzheit und Einheit.

Stärkere Spontaneität und Expressivität, volles Funktionieren, Lebendigkeit

Da sich authentische Menschen nicht mit der Überlegung belasten, ob und inwieweit ihre Gedanken, ihre Gefühle, ihr Verhalten mit der allgemeinen Meinung konform gehen oder nicht, sondern sie in Übereinstimmung mit ihren inneren Vorstellungen und Werten handeln, ist ihnen eine stärkere Spontaneität zu eigen. Es fällt ihnen leichter, sich kurzfristig auf neue Situationen einzustellen, sie drücken ihr inneres Erleben unverfälschter aus, es wird weniger von äußeren Einflüssen bestimmt und spiegelt ihre Persönlichkeit stärker wider. Da sie weniger Energie für den Umgang mit unbewussten Mustern und Prägungen aufbringen müssen, haben sie mehr Kapazitäten für eine konstruktive, bewusste Gestaltung ihres Lebens. Körper, Geist und Seele funktionieren in Übereinstimmung. In ihrer Verbundenheit mit sich selbst, ihrem aufrichtigen Umgang mit ihren Stärken und Schwächen, ihrer Orientierung an ihren eigenen Werten und Überzeugungen sowie einem tiefen Glauben an ihr intuitives Wissen leben sie ganz im Moment, im Hier und Jetzt. Und diese Energie, Vitalität und Freude strahlen sie auch aus.

Ein reales Selbst, eine feste Identität, Autonomie, Einzigartigkeit

Authentische Menschen bilden eine in sich abgeschlossene Entität. Sie vergleichen sich weniger, fühlen sich in ihrer Persönlichkeit fester verankert, erfahren sich als einzigartig in ihrem Ich-Sein, nehmen sich in ihrer Besonderheit wahr und an, empfinden sich als unabhängig und sind gerade deshalb in der Lage, eine auf Wertschätzung und Achtsamkeit beruhende emotionale Verbindung zu anderen Menschen herzustellen. Sie schöpfen im Allgemeinen aus der Fülle, handeln nicht aus Bedürftigkeit heraus. Sie brauchen in diesem Sinne nichts, erwarten auch nichts, aber sie öffnen sich für alle Möglichkeiten, die in ihr Leben treten und sich für sie stimmig anfühlen. Authentische Menschen wissen, wer sie sind. Ihr Selbstbild ist überwiegend positiv, stabil und kongruent, unterliegt also weniger Schwankungen und befindet sich in Übereinstimmung mit der Wahrnehmung, die andere von ihnen haben.

Größere Objektivität, Distanz, Transzendenz des Selbst

Authentizität bedeutet, weniger in subjektiven Gedankengebilden festzustecken, sondern stattdessen sich selbst und die Umwelt klarer, objektiver und mit größerer emotionaler Distanz betrachten zu können – also ausgestiegen zu sein aus den alltäglichen Schauplätzen und Scharmützeln des Ego-Verstandes mit seinen auf frühen Prägungen und Schutzreaktionen basierenden Gedanken- und Gefühlsmustern. Diese Menschen haben somit ihr Ego-Selbst bis zu einem gewissen Grad transzendiert, überwunden und hinter sich gelassen.

Wiedererlangung der Kreativität

Indem Menschen authentischer werden, entsteht zunächst größerer gedanklicher Freiraum. Es wird mehr möglich, als das die bisher prägenden Muster bzw. die vorherrschende Meinung zuließen. Und das hilft ihnen dabei, ihr eigenes Leben facettenreicher zu gestalten. Ihre Energie, die nun nicht mehr im selben Ausmaß für die Aufrechterhaltung ihrer unbewussten Schutzmuster benötigt wird, steht ihnen für die Wahrnehmung und das Umsetzen ihrer intuitiven Impulse und damit unmittelbar für ihr kreatives Potenzial zur Verfügung. Kreativität setzt zudem Selbstreflexion, Kritikfähigkeit, Neugier, Spontaneität und den Mut zur Veränderung voraus. Eigenschaften, über die authentische Menschen in hohem Maß verfügen.

Fähigkeit, Konkretes und Abstraktes zu vereinen

Mit zunehmender Authentizität wächst auch die Fähigkeit zum abstrakten Denken. Das bedeutet, dass vermehrt übergeordnete Standpunkte eingenommen werden und damit auch mehrere Handlungsalternativen bzw. Meinungen berücksichtigt werden können. Der authentische Mensch kann gedanklich leichter die Perspektiven wechseln und das Erlebte in größere Sinnzusammenhänge einordnen. Das betrifft auch die eigene Person, da auch sich selbst gegenüber eine Beobachterposition eingenommen werden kann und so Selbstdistanzierung möglich wird. Konkrete sinnliche Erfahrungen, also das eigene Erleben sowie die Fähigkeit des Abstandnehmens, verbinden sich so im Erkenntnisvorgang eines authentischen Menschen.

Demokratische Charakterstruktur

Authentische Menschen verfügen über die Fähigkeit, bewertungsfrei Bindungen einzugehen, andere also nicht danach zu beurteilen, welche Überzeugungen und Werte sie vertreten. Sie sind tolerant und undogmatisch – halten somit nicht an bestimmten Werten fest, auch wenn sie eine Vielzahl an Idealen vertreten –, sind vertrauensvoll und haben eine durch die Aufarbeitung von hinderlichen Prägungen und Glaubensmustern entwickelte reife Persönlichkeit.

Dies sind Eigenschaften, die Harold Laswell Menschen mit demokratischer Charakterstruktur zuschreibt. Sie verfügen über ein „offenes" im Gegensatz zu einem „geschlossenen" Ego und damit über die Fähigkeit, mit einem potenziell erweiterungsfähigen Personenkreis enge Bindungen einzugehen, und haben zudem ein aus einer Vielzahl von Werten bestehendes Weltbild, ohne einen einzelnen auf Kosten der anderen absolut zu setzen. Sie weisen ein grundlegendes Vertrauen ihren Mitmenschen gegenüber auf und haben eine insgesamt relativ ausgewogene psychische Struktur, in der einzelne Elemente nicht so stark dominieren, dass sie zu starken Ängsten oder Aggressionen führen könnten.[14]

Erhöhte Liebesfähigkeit

Durch ihre Fähigkeit, sich selbst in ihren Stärken und Schwächen anzunehmen, sich offen zu zeigen und nicht zu verleugnen, sind authentische Menschen auch in der Lage, andere so zu nehmen, wie sie sind. Sie unterliegen weniger leicht falschen Hoffnungen und unrealistischen Erwartungen, vertrauen auf ihre Wahrnehmung und ihre Intuition. Da sie gelernt haben, sich selbst anzunehmen, zu achten und auf sich zu vertrauen, haben sie ein gesundes Selbstgefühl entwickelt, was letztlich in einer erhöhten Liebesfähigkeit sich selbst und anderen gegenüber resultiert.

ANNÄHERUNG AN EIN AUTHENTISCHES SELBST

Wir alle wissen also, wie es sich anfühlt, authentisch zu sein. Am leichtesten fällt es uns, wir selbst zu sein, wenn wir mit uns alleine sind. Aber schon im Umgang mit unseren Freunden, unserer Familie und in unseren intimen Beziehungen kann sich das sehr schnell wieder ändern.

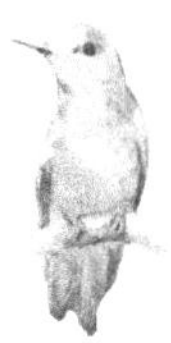

Gerade zartbesaitete Menschen mit ihren tief empfundenen Selbstzweifeln folgen ihrem natürlichen Drang, Gedanken, Gefühle und Wünsche offen und spontan zu äußern, häufig nicht.

Oft genug, sind ihnen ihre eigenen Wünsche, Gefühle und Gedanken noch nicht einmal voll bewusst.

Und so mag ihnen die Anpassung an das Verhalten der Mehrheit dazu dienen, nicht unangenehm aufzufallen. Allerdings bezahlen sie das Verstecken ihres wahren Wesens teuer, nämlich mit verminderter Lebendigkeit und Lebensfreude. Und das wiederum schwächt ihren authentischen Ausdruck noch weiter.

Authentisch zu sein wird also für alle, aber besonders für uns feinfühlige Menschen, immer ein herausfordernder Weg bleiben, ein Entwicklungsprozess, bei dem es letztlich nicht darum geht, irgendwo anzukommen. Stattdessen bedeutet es, uns unserem Ideal eines authentischen

Selbst immer mehr anzunähern, indem wir unsere innere Gestimmtheit und unseren äußeren Ausdruck mehr und mehr in Einklang bringen.

Und in diesem Prozess sollen dich die nächsten Seiten weiter begleiten.

PRAXISBEISPIEL

Paul, 37, kam zu einem Erstgespräch zu mir, weil er unter starken und belastenden Zwangsgedanken litt. Seine Gedanken kreisten unermüdlich darum, dass er seine Freundin betrogen, als Teenager einen Nachbarsjungen misshandelt und im Urlaub vor ein paar Jahren versehentlich mit dem Auto einen Menschen überfahren und getötet haben könnte. An keines dieser Schreckensszenarien konnte er sich tatsächlich erinnern, es gab keinerlei Anhaltspunkt, dass irgendetwas davon wirklich passiert war. Dennoch ließen ihn diese quälenden Vorstellungen nicht mehr los, und bis jetzt war ihm die Ursache für seine gedanklichen Inszenierungen nicht bewusst zugänglich.

Aufgrund der massiven Einschränkungen, die er in seinem Alltagsleben erfuhr, hatte er zwei Jahre klassische Kognitive Verhaltenstherapie erhalten und einen stationären Krankenhausaufenthalt hinter sich, aber beides hatte kaum merkbare Erleichterung gebracht. Die zwanghaften Vorstellungen weiteten sich im Gegenteil sukzessive auf andere Bereiche seines Lebens aus. So traten nun zusätzlich zu den oben erwähnten Inhalten auch noch häufig Gedanken auf, die Paul zwar als weniger verstörend empfand, die für ihn aber durch die ständige Konfrontation damit dennoch sehr belastend waren. Er konnte z.B. nicht mehr auf dem Gehweg gehen, ohne sich in Gedanken zu fragen, ob er dem Mann, den er beim Vorbeigehen gerade gestreift hatte, unabsichtlich den Arm gebrochen hatte oder ob er sich gegenüber der jungen Frau, die denselben

Kurs an der Uni belegte wie er, vielleicht, ohne es zu wollen, übergriffig verhalten hatte. Er war verzweifelt, wusste nicht, was mit ihm los war und wie er seiner Symptome Herr werden konnte.

Von Beginn unserer Zusammenarbeit an war für mich spürbar, dass es bei Paul, wie bei vielen meiner Klienten, darum ging, die Wurzel seiner Belastungen aufzuspüren, um Licht ins Dunkel zu bringen. Es war essenziell für seine Genesung zu verstehen, warum seine Zwangsgedanken überhaupt entstanden waren. Mir war bewusst, dass sie im Grund nichts mit den belastenden Inhalten zu tun hatten, mit denen er sie unbewusst füllte, sondern als eine Art Schutzreaktion dienten, um einer für ihn noch schlimmeren Wahrheit nicht ins Gesicht sehen zu müssen. Und diese schlimmere Wahrheit, so unangenehm das für Paul auch klang, galt es nun zu erforschen.

Für mich hat jedes psychische Symptom, jede psychische Erkrankung eine sinnhafte Komponente. Ein Symptom entsteht nicht grundlos, sondern ist Antwort der Psyche auf jahre- oder jahrzehntelange unbewusste Missachtung der eigenen Gedanken, Gefühle, Haltungen, Werte oder Bedürfnisse.

Paul war ein feinfühliger, ruhiger, introvertierter Mann mit einem starken Gefühl für moralisch und ethisch richtiges Verhalten. Er hatte einen hohen Anspruch an sich selbst sowie ein starkes Verantwortungsgefühl anderen Menschen gegenüber und wollte es deshalb möglichst jedem recht machen. Außerdem neigte er dazu, sich über beinahe alles Gedanken zu machen.

Wenn er alleine zu Hause oder in der Natur war, fühlte er sich am wohlsten. In diesen Momenten konnte er ganz er selbst sein, er fand tiefen Frieden und Freude darin, seine Umgebung zu beobachten, wenn er im Wald war, mit seinem Hund zu spielen oder einfach nur dazusitzen und zu meditieren. Und so sehr er den Zustand der Authentizität lebte und liebte, wenn er mit sich alleine war, so konnte er ihn doch nicht lange aufrechterhalten, wenn er sich wieder mit anderen Menschen konfrontiert sah.

Im Laufe unserer Gespräche zeigte sich, dass es ihm schwerfiel, eigene Gefühle wie Wut, Frustration und Enttäuschung zuzulassen, und damit war es ihm auch unmöglich, sie zu reflektieren, anzunehmen und adäquat auszudrücken. Was sich stattdessen einstellte, waren Phantasien, die sich gegen die Person richteten, die diese unangenehmen Emotionen in ihm ausgelöst hatte.

So schilderte er mir einmal, dass er als Teenager in der Schule von einem anderen Jungen gemobbt worden war. Da der Junge größer und älter gewesen war und sich damals niemand auf Pauls Seite gestellt hatte, ließ er die Hänseleien und abwertenden Bemerkungen über ein Jahr lang über sich ergehen, ohne sich dagegen äußerlich zur Wehr zu setzen. Da er schon immer eine sehr lebhafte Phantasie gehabt hatte, nutzte er seine Gabe und rächte sich innerlich an seinem Mitschüler. In seinen Gedanken malte er sich aus, dass dieser Junge an der eigenen Haut erfahren würde, was es bedeutete, zu leiden. Auf diese Weise hatte Paul das Gefühl, sich zumindest ein wenig Gerechtigkeit zu verschaffen, auch wenn er – auch vor sich selbst – nie offen zugegeben hätte, dass er eine sehr zornige, verletzte, nach Wiedergutmachung trachtende Seite in sich trug.

Und so erging es ihm seither in vielen Situation, in denen er sich persönlich angegriffen fühlte und die ihn wütend machten. Nach außen blieb er ruhig, aber innerlich erstarrte er, fühlte sich abgewertet, klein, unbedeutend, unfähig. Nur mit Hilfe seiner Rachephantasien gelang es ihm, das Kräftegleichgewicht in gewissem Maße wiederherzustellen und sich damit vor dem Gefühl totaler Unzulänglichkeit zu schützen.

Ihm war bisher nicht bewusst gewesen, dass es einen Zusammenhang gab zwischen seinen Phantasien, in denen sich seine heruntergeschluckte Wut widerspiegelte, und seinen Zwangsgedanken, die sich immer dann einstellten, wenn er über einen längeren Zeitraum hinweg diese Phantasien kultiviert hatte. Seine Zwangsgedanken schienen also Ausdruck seines schlechten Gewissens zu sein, das ihn aufgrund seiner Phantasien plagte. Diese Phantasien gaben ihm Genugtuung und waren der einzige für ihn vorstellbare Weg, um seine aggressive Spannung abzuführen, die er sich jedoch unbewusst nicht erlaubte. Und durch diesen massiven Zwiespalt zwischen seinen aggressiven Impulsen, die sich ausdrücken wollten, und seinen hohen moralischen und ethischen Ansprüchen, die eben genau das nicht zuließen, entstand letztlich ein psychisches Symptom.

So hatte sich die unausgedrückte Wut und Frustration gegenüber seiner Freundin, die ihn manchmal zur Weißglut brachte, weil er sie mit Samthandschuhen anfasste und sie dennoch immer wieder über Kleinigkeiten in Tränen ausbrach, wie er berichtete, ihren Weg in Phantasien gebahnt, in denen er sie durch das Wissen leiden ließ, dass er sie betrogen hatte.

Der Nachbarsjunge aus dem Ort, in dem Paul groß geworden war, hatte ihn als Teenager geärgert, indem er seinen Hund immer wieder getreten und beschimpft hatte. Und kurzerhand entstand aus einem unbewussten Bedürfnis nach Vergeltung die scheinbar in keinem Verhältnis stehende Phantasie, er hätte den Jungen missbraucht und ihm somit massives Leid zugefügt. Dabei spiegelte diese gewalttätige Phantasie im Grunde das Ausmaß des Leids wider, das er selbst durch die Quälerei seines Hundes durch diesen Jungen erfahren hatte.

Die Zwangsgedanken über den Unfall mit Fahrerflucht,

den er vor ein paar Jahren im Urlaub begangen zu haben glaubte, waren entstanden, weil er sich während einer Autofahrt in diesem Urlaub so sehr über seine Freundin geärgert hatte, die neben ihm saß, dass er für einen kurzen Moment alles um sich herum vergessen hatte. Und dieser Kontrollverlust war schließlich die Ursache für seine Unfallphantasie.

Nachdem Paul all das verstanden hatte und auch emotional nachvollziehen konnte, was sich in ihm abspielte, konnten wir in der Therapie voranschreiten. Nun ging es darum, ihn dabei zu unterstützen, einen authentischen Ausdruck für seine Gefühle zu finden, damit seine Phantasien nicht mehr als Ventil herhalten mussten. Das Auftreten seiner Zwangsgedanken hatte sich mittlerweile auf ein erträgliches Maß reduziert. Es gab sogar Tage, an denen er sie einfach vergaß.

Und weil ihm dadurch mehr Energie für seine persönliche Entwicklung zur Verfügung stand, begann er damit, die 9 Schritte zu durchlaufen, die am Ende dieses Kapitels erläutert werden. Besonders wichtig war für ihn in diesem Prozess seine bewusste Entscheidung, ab sofort in möglichst vielen Situationen sein wahres Ich zu zeigen. Bevor er also damit beginnen konnte, schrittweise zu lernen, seiner Wut und anderen für ihn unangenehmen Emotionen Raum zu geben, sie anzunehmen und letztlich auch angemessen auszudrücken, entschied er sich dafür, seine Masken abzulegen. Was ihm dabei half, diesen Schritt zu gehen, war einerseits natürlich die Tatsache, dass er seine Zwangsgedanken loswerden wollte, andererseits spürte er aber auch, dass er dadurch endlich den inneren Frieden, den er nur empfand, wenn er mit sich alleine war, auch in seinen Beziehungen erfahren würde.

In diesem Prozess erlebte Paul manchmal auch Rückschläge, wie aus heiterem Himmel überkamen ihn dann die

Zwangsgedanken mit solcher Wucht, dass er sich von ihnen wieder in die Knie gezwungen fühlte. Aber die Momente, in denen er sein Leben auch im Kontakt mit anderen Menschen genießen konnte, nahmen zu, und er spürte, dass er sich insgesamt auf dem Weg zu mehr Toleranz, Wertschätzung und Vertrauen sich selbst gegenüber befand.

Er war überrascht, dass sein Umfeld – nach anfänglicher Verwunderung – großteils positiv darauf reagierte, dass er seine Gefühle nun deutlicher auszudrückte. Er hörte immer wieder, dass er jetzt leichter einzuschätzen sei und sich einige seiner Freunde schon länger gewundert hatten, warum er nie wütend geworden war. Jetzt, wo er den Mut gefunden hatte, sich mehr und mehr zu zeigen, begannen sich seine Beziehungen tatsächlich zu vertiefen.

Obwohl er seine Gutmütigkeit immer an sich gemocht hatte, so spürte er nun, dass er jetzt, wo er hin und wieder Grenzen setzte, mehr Respekt von anderen bekam und sich insgesamt mehr gehört fühlte. Er merkte auch, dass er dadurch für sich selbst mehr Klarheit gewann.

Und so erkannte Paul im Lauf dieses Prozesses mehr und mehr, was er im Leben brauchte, um sich selbst treu bleiben zu können, damit es keiner psychischen Erkrankung mehr bedurfte, die ihn daran erinnern musste, dass er sich selbst verleugnet hatte.

An diesem Beispiel können wir sehen, wie wichtig es ist, uns selbst treu zu bleiben. Denn dadurch können wir rascher erkennen, wer tatsächlich zu uns passt – wer uns also um unserer selbst willen schätzt und liebt – und bei wem wir nur überzeugen können, wenn wir uns verbiegen und anpassen. Aber noch wichtiger ist: Wir geben nichts mehr auf, was uns im Innersten ausmacht. Und damit wird auch die tiefe Leere, die bisher keine Beziehung füllen konnte, aus unserem Leben verschwinden.

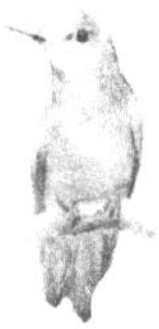

Unsere verletzten kindlichen Anteile – das Gefühl, nicht ausreichend gesehen, gehört und geliebt zu werden – müssen sich nicht mehr in Form einer psychischen oder körperlichen Erkrankung Gehör verschaffen, sondern erfahren nach und nach Heilung. Dadurch entwickeln wir schließlich ein gesünderes, weil authentischeres Gefühl für unser eigenes Selbst.

Wie kannst du die Lektionen dieses Kapitels nun ganz konkret auf dich und dein Leben anwenden?

Ich erläutere dir jetzt, wie du in 9 Schritten in deinem Leben und in deinen Beziehungen mehr Authentizität erfahren kannst.

SCHRITT 1: Finde heraus, wer du wirklich bist.

Dazu beobachtest du dich einige Tage lang bewusst immer wieder dabei,

- ☐ wann du eine Rolle spielst und wann nicht.
- ☐ wie du dich verhältst, wenn du unverstellt, also ganz du selbst bist (z. B. wenn du alleine in der Natur oder zu Hause bist).
- ☐ bei welchen Menschen oder in welcher Umgebung du ganz du selbst sein kannst. Wie bist du dann?

Frage dich in diesem ersten Schritt auch, wie du warst, bevor du begonnen hast, dich als Kind anzupassen. Warst du bereits damals ruhig und schüchtern oder laut und wild? Wenn du dich nicht mehr an deine Kindheit erinnern kannst, frage – wenn möglich – bei deiner Familie nach.

Mach dir Notizen zu all den Punkten. Das hilft dir später dabei, dich an die Details zu erinnern.

SCHRITT 2: Entschließe dich, deine Masken abzulegen.

Manchmal braucht es unsere bewusste Entscheidung, wenn wir uns und unser Leben verändern wollen. Diese Entscheidung hilft uns dabei, wirklich Verantwortung für uns zu übernehmen. Sonst bleibt es ein Vorsatz, an den wir wahrscheinlich immer wieder einmal mit schlechtem Gewissen denken, den wir aber nie umsetzen.

ALSO – SUCHE DIR EINEN TRIFTIGEN GRUND, WARUM DU UNBEDINGT AUTHENTISCHER WERDEN MÖCHTEST UND TRIFF DIE ENTSCHEIDUNG JETZT.

Sag dir (gern auch laut): „Ich entscheide mich, dass ich ab sofort so oft wie möglich mein wahres Ich zeige."

SCHRITT 3: Starte sanft.

Da eine plötzliche Veränderung unseres Verhaltens uns selbst wie auch andere überraschen oder sogar überfordern kann, beginne langsam und am besten dort, wo dich niemand kennt (z. B. geh in eine Ausstellung, die du schon lange besuchen wolltest und sprich mit dem Besucher neben dir offen darüber, was dir gefällt und was nicht; wenn du neue Leute kennenlernst, versuche von Beginn an authentisch zu sein, dann ist es später gar nicht mehr nötig, dich zu verstellen).

Je besser es dir gelingt, in diesen Situationen du selbst zu sein, umso leichter wird es dir fallen, dein neues Verhalten auch in deinen bisherigen Alltag zu integrieren.

Und ganz wichtig – bleib dran, denn wie alles im Leben braucht auch deine Entwicklung Zeit. Aber früher oder später wirst du erkennen, wie viel mehr Lebendigkeit, Zufriedenheit und Freude du in dein Leben holst, wenn du mehr und mehr dein wahres Wesen zum Ausdruck bringst.

SCHRITT 4: Hör auf, dich zu vergleichen.

Da du dir mit jedem Vergleich unbewusst signalisierst, dass es da etwas oder jemanden geben könnte, der besser, schöner, erfolgreicher, authentischer ist als du, erreichst du mit Vergleichen nur, dass du dein Selbstvertrauen untergräbst.

> ES IST WICHTIG ZU VERSTEHEN, DASS DU EINZIGARTIG BIST UND DU DICH AUS DIESEM GRUND GAR NICHT VERGLEICHEN KANNST. ES WIRD NIE EINEN MENSCHEN GEBEN, DER IN JEGLICHER HINSICHT GENAUSO IST WIE DU. DAS HEISST, DICH ZU VERGLEICHEN, BRINGT DICH NICHT WEITER.

Bitte verinnerliche diese beiden wichtigen Erkenntnisse so lange, bis du ihre Bedeutung sowohl verstandesmäßig nachvollziehen als auch fühlen kannst. Denn du weißt mittlerweile ja, dass es für Veränderung ganz wichtig ist, dass sich Kopf und Bauch einig sind!

Wenn du mehr und mehr aufhörst, dich zu vergleichen und stattdessen beginnst, dich an dir selbst zu orientieren, wirst du in Zukunft auch weniger Gefahr laufen, der Meinung der Masse zu folgen, nur aus Angst, nicht dazuzugehören.

SCHRITT 5: Nimm dir Kinder zum Vorbild.

Kinder verfügen noch über natürliche Authentizität. Sie würden von sich aus gar nicht auf die Idee kommen, sich anzupassen oder anders sein zu wollen, als sie nun einmal sind. Sie drücken aus, was sie empfinden, ohne lange darüber nachzudenken. Und das bedeutet jetzt nicht, dass du nur noch deiner Impulsivität freien Lauf lassen sollst, sondern dass du wieder lernen darfst, dein inneres Erleben ehrlich zum Ausdruck zu bringen. Beobachte also immer wieder einmal Kinder, wenn du die Gelegenheit dazu hast. Sie sind eine wundervolle Inspiration in Sachen „echt sein".

SCHRITT 6: Zeige deine wahren Gefühle.

Wie du jetzt weißt, bedeutet authentisch zu sein, zu dir und deinen Gefühlen zu stehen und sie auszudrücken, wenn du das dringende Bedürfnis verspürst – selbst auf die Gefahr hin, dass du dafür abgelehnt oder belächelt werden könntest.

Werde dir also deiner Gefühle bewusst, nimm sie ernst und steh dir selbst gegenüber dazu, indem du weinst, wenn du traurig bist, lachst, wenn du dich freust oder dir gerade ein witziges Missgeschick passiert ist, oder indem du deine Wut produktiv ausdrückst, wenn du dich ärgerst.

Du wirst dich danach leichter fühlen, und das hilft dir, künftig auch in deinem Umfeld mehr über deine Gefühle zu sprechen.

Hast du Angst, du könntest nicht mehr geliebt werden, wenn du ganz du selbst bist? Dann ist es noch wichtiger, herauszufinden, welche Menschen in deinem Leben dich wirklich kennen und auch genau dafür lieben, wie du bist. Und diejenigen, die ihre Liebe an Bedingungen knüpfen, darfst du loslassen, auch wenn das nicht leichtfällt. Vertraue darauf, auf diese Weise trennst du die Spreu vom Weizen und du wirst die Beziehungen in deinem Leben, die dir bleiben oder neu dazukommen, deutlich vertiefen.

SCHRITT 7: Setze Grenzen.

Authentischer zu sein bedeutet für dich künftig auch, den Mut aufzubringen und Dinge anzusprechen, die dich schon länger an einer anderen Person oder an einer Situation gestört haben. Du tust also nicht mehr so, als wäre alles in Ordnung, sondern du setzt liebevoll, aber konsequent Grenzen. Das kann zu Beginn durchaus herausfordernd sein, Unsicherheit und auch Angst auslösen, weil du den Bereich des Gewohnten verlassen musst. Aber auch hier gilt, dass du mit mehr Lebendigkeit, Spontaneität und Respekt (von anderen, aber vor allem auch dir selbst gegenüber) belohnt werden wirst.

SCHRITT 8: Liebe dich selbst.

Selbstliebe bedeutet nicht, dass du dich dazu zwingen sollst, dich unhinterfragt in allem anzunehmen und zu lieben, selbst wenn du dich eigentlich gar nicht magst. Selbstliebe bedeutet, dich realistisch einschätzen zu lernen in all deinen Stärken und all deinen Schwächen, dir mit liebevoller Wertschätzung und Vertrauen zu begegnen, angemessene Grenzen zu setzen und deinen Wünschen, Zielen und Bedürfnissen Vorrang zu geben. Selbstliebe bedeutet, dich in deiner Einzigartigkeit zu würdigen, dich für deine Schritte auf deinem bisherigen Lebensweg anzuerkennen, an deinem Leid wie auch an deiner Freude Anteil zu nehmen und zu dir zu stehen, gerade in Momenten, in denen du das Gefühl hast, gar nicht mehr an dich glauben, geschweige denn, dich lieben zu können.

Nimm dir bitte jetzt ein Blatt Papier zur Hand und setze die Liste fort. Was bedeutet Selbstliebe für dich? In welchen Bereichen lebst du sie schon und wo ist sie noch ausbaufähig? Achte darauf, dass du im Alltag immer wieder kurz innehältst und dir bewusst machst, ob du dich gerade gut um dich kümmerst, dir liebevoll begegnest oder ob du in alte Muster zurückfällst. Nimm dein Verhalten wahr, bewerte dich nicht dafür und entscheide dich in diesem Moment wieder für die Selbstliebe.

Je mehr du dich liebst, desto authentischer wirst du sein. Und je authentischer du bist, desto mehr wirst du dich lieben.

SCHRITT 9: Bleibe dir treu, was auch immer im Äußeren geschieht.

Du selbst, dein Leben und dein Umfeld werden sich verändern, wenn du lernst, authentischer zu sein. Das bringt viel Positives mit sich, aber du wirst auch einiges loslassen müssen: alte Verhaltensweisen, die dir nicht mehr dienlich sind, Dinge und Menschen, die nicht mehr in dein neues Leben passen. Das kann und wird schmerzhaft sein. Diese Wachstumsschmerzen sind allerdings notwendig, wenn du mehr und mehr der Mensch werden möchtest, der du wirklich bist.

Bestärke in diesem letzten Schritt der Übung also nochmals deinen Entschluss aus Schritt 2 und mache dir bewusst, dass eine Veränderung auf dich zukommen wird. Dann bist du nicht unvorbereitet und wirst nicht so schnell in alte Muster zurückfallen oder alte Masken wieder aufsetzen, die du schon abgelegt hattest.

Gut gemacht!

Zum Abschluss tu dir Gutes und belohne dich bewusst für deine Bereitschaft, diese 9 Schritte für dich zu gehen.

Falls es dir schwerfällt, die Übung zu beginnen oder auch dabeizubleiben, und deine Motivation droht, verloren zu gehen – denke daran, warum du all das tust. Was ist von so großem Wert für dich, dass du bereit bist, deine alten Muster und Prägungen über Bord zu werfen und Veränderung anzustreben?

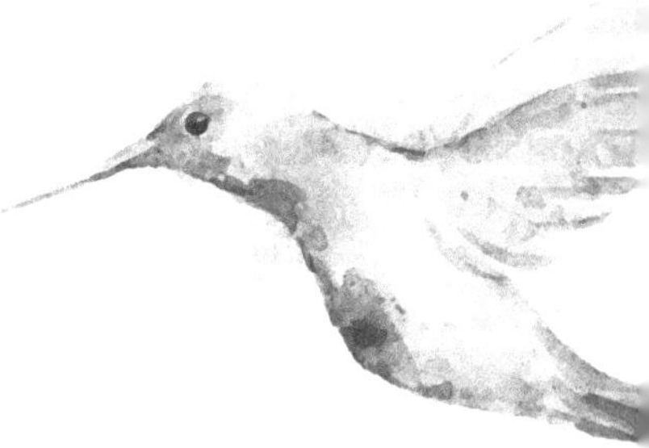

5

LIEBE DICH SELBST

Alle Welt spricht über mein Tao mit solcher
Vertraulichkeit – welche Torheit!

Das Tao ist nicht etwas, was man auf dem Markt
findet oder das vom Vater auf den Sohn übergeht.

Es ist nicht etwas, das man durch Wissen erlangt
oder durch Vergessen verliert.

Wäre das Tao so, wäre es schon vor langer Zeit
verloren gegangen und vergessen.

Ich habe drei Schätze,
die ich festhalte und über die ich wache.

Der erste ist die Güte.

Der zweite Genügsamkeit.

Der dritte Bescheidenheit.

Von Güte kommt Mut.

Von Genügsamkeit kommt Großzügigkeit.

Von Bescheidenheit kommt Führungskraft.

Wäre man kühn, ohne gütig zu sein,
wäre man weitherzig, ohne genügsam zu sein,
ginge man voran, ohne bescheiden zu sein,
so würde man sterben.

Die Liebe besiegt alle Angreifer
und ist unüberwindlich bei der Verteidigung.

Wen der Himmel beschützen will,
schickt er dem ein Heer?

Nein, er schützt ihn durch Liebe.

Die Liebe, die wir für uns selbst empfinden, ist ein wichtiger Indikator dafür, wie es uns generell im Leben geht. Selbstliebe oder auch mangelnde Selbstliebe wirkt sich auf alle Aspekte unseres Lebens, unsere Beziehungen und vor allem den Umgang mit uns selbst aus. Wir haben bereits in den vorangegangenen Kapiteln Aspekte der Selbstliebe beleuchtet, die sich nun alle hier wieder vereinen und gegenseitig bedingen. Das heißt, dass sich alles, was du bisher erfahren hast, auch hier wiederfindet. Und dennoch bedeutet Selbstliebe auch wieder mehr als authentisch zu sein, deiner Intuition zu folgen oder deine Glaubenssätze aufzulösen.

Selbstliebe ist eine innere Haltung dir selbst und deiner Umwelt gegenüber. Und du lebst sie dann, wenn du für dich erkennst, dass du letzten Endes der wichtigste Mensch in deinem Leben bist.

WAS IST SELBSTLIEBE?

Wie kann Selbstliebe nun also definiert und letztlich auch von Egoismus abgegrenzt werden, eine Verwechslung die so oft passiert?

Orientieren wir uns an der klassischen Definition, bezeichnet Selbstliebe oder auch Eigenliebe „die allumfassende Annahme seiner selbst in Form einer uneingeschränkten Liebe zu sich selbst. Der Begriff ist sinnverwandt, jedoch nicht vollständig synonym, mit Begriffen wie Selbstannahme, Selbstachtung, Selbstzuwendung, Selbstvertrauen …“.[15]

EXKURS: SELBSTWERT

Den Begriff Selbstwert, der in dieser Definition ursprünglich am Ende des Satzes ebenfalls noch als

Synonym aufgezählt wird, habe ich bewusst herausgenommen, denn auch wenn er in der psychologischen Literatur und Ratgebern gern – und meines Erachtens oft unüberlegt – verwendet wird, scheint er mir problematisch. Denn wer bestimmt letztlich den Wert eines Menschen? Sollten wir uns selbst einen Wert geben? Schürt dieses Wertbeimessen nicht viel eher das ungesunde Bedürfnis, sich mit anderen zu vergleichen im Sinne von: „Ist er mehr wert als ich oder bin ich mehr wert als er?"

Hat ein Mensch also überhaupt einen Wert, oder geht es nicht vielmehr um seine Würde, die gewahrt werden sollte, egal was und wie die Umstände auch sein mögen? Ich möchte hier nicht in eine philosophische Diskussion einsteigen, weil sie den Rahmen und das Thema dieses Buches sprengen würde, dennoch ist mir diese Randbemerkung zur Erklärung wichtig.

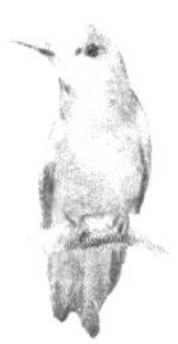

Selbstliebe ist ein Zustand, in dem wir uns in unseren Stärken wie auch in unseren Schwächen erkennen und annehmen sowie Geduld, Nachsicht und Toleranz uns selbst gegenüber empfinden.

Die eigene Person und das Leben dabei nicht zu ernst zu nehmen, sondern einen humorvollen Blick auf die Freuden und Leiden des Menschseins zu behalten, hilft uns dabei, ein Grundvertrauen zu entwickeln und uns in die Hände einer unbekannten Zukunft zu begeben.

UNTERSCHIEDE ZWISCHEN SELBSTLIEBE UND EGOISMUS

Anstatt aber Selbstliebe und alle damit verbundenen Eigenschaften, wie Eigenverantwortung, positive

Zukunftsorientierung, Entscheidungskraft, gesundes Durchsetzungsvermögen, in sich wachsen zu lassen, wird diese Liebe zu sich selbst leider häufig als Egoismus missverstanden und ihr kein Raum gegeben. Vielleicht kennst du es ja auch von dir selbst, dass du dir einzureden versuchst, dich nicht bedingungslos lieben zu dürfen, weil du dann als ichbezogen, selbstverliebt, narzisstisch und egozentrisch angesehen werden könntest oder du dich vielleicht sogar selbst so siehst. Vielleicht hast du aber auch von außen, möglicherweise in der Kindheit oder auch später, rückgemeldet bekommen, dich bloß selbst nicht so wichtig zu nehmen oder nur ja nicht egoistisch zu sein, wenn du dich einmal an die erste Stelle gesetzt hast oder stolz auf dich warst und dieses Gefühl mit anderen geteilt hast.

Kinder entwickeln leichter ein natürliches Gefühl von Selbstliebe, weil sie noch in Übereinstimmung mit ihrer wahren Natur leben, ihrer Intuition folgen, ihre Bedürfnisse ausdrücken und leben. Das setzt aber voraus, dass ihnen ihr Umfeld auch entsprechend unterstützend begegnet: dass sie Beachtung erhalten, gesehen werden und ihre Grenzen respektiert werden, dass ihr Wesen wertgeschätzt und gewürdigt wird. Auf diese Weise lernt das Kind, sich ein realistisches, unverzerrtes Bild von sich selbst zu erschaffen, sich ernst zu nehmen und eine positive Beziehung zu sich aufzubauen.

Gelingt dies aber nicht, weil das Kind in seinem Wesen nicht bestärkt und eine gesunde Ich-Entwicklung damit gehemmt wird, muss es durch Schutzmechanismen von seinem Verletztsein, das aus dem Gefühl des Nicht-gesehen-Werdens entsteht, Abstand schaffen.

Während sich im ersten Fall eine gesunde Form der Selbstliebe entwickeln kann, wird das Kind im zweiten

Fall wahrscheinlich Tendenzen zu Narzissmus, also ungesundem Egoismus, Perfektionismus oder Co-Abhängigkeit ausbilden und die erfahrene Ablehnung durch Distanz, die ständige Suche nach Bestätigung und Ablenkung oder durch Aggression kompensieren wollen.

Wir dürfen uns alle zwischendurch immer wieder auf unsere Mittelmäßigkeit, Durchschnittlichkeit und Fehlerhaftigkeit besinnen, nicht um uns kleinzuhalten, sondern um uns wieder als das betrachten zu lernen, was wir sind, einfach Menschen, nicht mehr und nicht weniger. Das ist essenziell, um zu einer gesunden Selbsteinschätzung zurückzufinden und unsere von einer nach Perfektion strebenden Gesellschaft übernommenen, überzogenen Ansprüche an uns selbst und andere wieder in realistischere Bahnen zu lenken. Diese Selbsterkenntnis macht es uns möglich, uns viel von unserem Erfolgsdruck, dem Druck in sehr vielen Lebensbereichen perfekt sein zu wollen, zu nehmen und nach und nach wieder zu einem gesunden Selbstbild zurückzufinden.

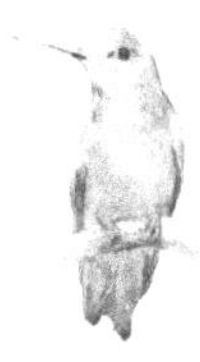

Selbstliebe erwächst demzufolge aus einer gesunden Beziehung zu dir als Person – zu deinem Körper, zu deiner Persönlichkeit, deinen Stärken und Schwächen, deinen Gedanken und Gefühlen – und kann damit auch als liebevolle Akzeptanz deines Wesens angesehen werden.

Eine ausgeprägte Neigung zu egoistischem oder auch perfektionistischem Verhalten stellt im Gegensatz dazu eine krankhafte Fokussierung auf sich selbst dar. Es fehlt die Fähigkeit, über die eigenen unerlösten, unbewussten Anteile hinauszuwachsen und die dahinterliegenden alten Wunden anzusehen, um diese langsam heilen zu lassen.

In diesem Sinne ist ungesunder Egoismus als ein Mangel an Selbstliebe zu verstehen, weil der innere Halt, das Grundvertrauen in das Leben, in den Hintergrund tritt oder gar nicht ausreichend entwickelt wurde und stattdessen dem unstillbaren Bedürfnis nach Bestätigung in der Außenwelt (Besitz, Vorteile, Erfolg, ständig wechselnde Partner) nachgegeben wird. Dieses Streben nach dem eigenen Vorteil kann so massiv werden, dass dabei keinerlei Rücksicht auf die Bedürfnisse anderer Menschen genommen wird.

Im Extremfall zeigt sich dann das Bild des klassischen selbstverliebten Narzissten, also eines Menschen, der aufgrund seiner eigenen tiefen Verletztheit – ein Überbleibsel einer emotional entbehrungsreichen Kindheit und Ausdruck seines fragilen Selbstvertrauens – eine ausgeprägte Empfindlichkeit gegenüber Kritik und geringes Einfühlungsvermögen in andere Menschen aufweist. Das mangelnde Vertrauen in sich selbst und in das Leben an sich wird dabei von Phantasien eigener Großartigkeit und Überlegenheit überlagert, die – wenn von anderen in Frage gestellt – der Wirklichkeit allerdings meist nicht standhalten können.

Ungesunder Egoismus macht abhängig von Bestätigung. Selbstliebe macht uns frei davon.

Nicht jedes Kind, das eine schwierige Kindheit erlebt hat, wird jedoch automatisch narzisstische Züge entwickeln. Hier kommt der Faktor der Resilienz ins Spiel, auf den am Ende von Teil I bereits eingegangen wurde.

Nachdem nun also klar ist, was gesunde Selbstliebe von Egoismus unterscheidet, möchte ich nun einen weiteren Aspekt der Selbstliebe unter die Lupe nehmen.

VERSTÄNDNIS FÜR ANDERE

Selbstliebe befreit uns von Anhaftungen, Bedürftigkeit, dem unerfüllten, leidvollen Streben und Wünschen, also von dem Gefühl, ein Opfer zu sein.

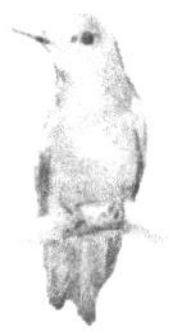

Je tiefer die Liebe zu uns selbst ist, desto freier sind wir und desto leichter tun wir uns damit, anderen Menschen allumfassende Geduld, Nachsicht und Toleranz entgegenzubringen.

Außerdem entsteht oft ein Gefühl von absoluter Klarheit im Kontakt mit anderen Menschen.

Da wir uns unserer eigenen Bedürfnisse und Grenzen bewusster werden und sie respektieren, akzeptieren wir auch die Wünsche anderer.

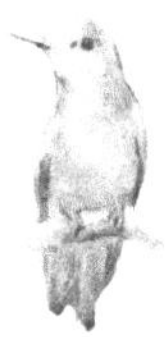

So wie wir unsere eigenen Gedanken, Anschauungen und Gefühle wertschätzen, ohne sie zu zensieren, uns also genau so akzeptieren, wie wir sind, nehmen wir auch den anderen an – mit allem, was ihn ausmacht.

Wir erkennen das wahre Selbst, die Seele im anderen und beurteilen ihn nicht nach seinen Worten oder Taten, wir nehmen seine unbewussten Reaktionen nicht mehr persönlich, sondern sehen hinter seine Maske. Das bedeutet nun nicht, alles gutzuheißen, was er tut – vielmehr heißt es, unseren Fokus nicht länger auf seine vermeintlichen Fehler zu richten, sondern ihn zu ermächtigen, sich selbst neu zu entdecken, ihm durch unsere Augen das Wesen seines wahren Seins zu spiegeln.

Und damit bereiten wir den Boden für eine Wandlung, die unserem Gegenüber von einem Moment zum anderen durch den Akt des Gesehenwerdens ein größeres Maß an Vertrauen und Offenheit möglich macht. Es mag sich so anfühlen, als hätte sich eine Tür zwischen zwei Menschen aufgetan, und es ist spürbar, dass sich das Gespräch ab diesem Moment auf eine andere Ebene verlagert, auf der wir von Herz zu Herz miteinander in Kontakt treten können.

Auf diese Weise hat die Selbstliebe in zweierlei Hinsicht Leben transformiert – unser eigenes und auch das Leben derer, die durch uns von ihrer Magie berührt werden.

PRAXISBEISPIEL

Franz hatte bereits einen langen Leidensweg und einige Jahre an Therapieerfahrung hinter sich, bevor er sich für eine psychologische Behandlung bei mir entschloss.

Durch eine schwere körperliche Erkrankung, die erheblichen pflegerischen Aufwand notwendig machte, musste er bereits in relativ jungen Jahren, mit Anfang 40, in ein privat betreutes Pflegeheim ziehen und die Belastung durch die Krankheit, die Isolation und das Fehlen seiner gewohnten Umgebung machten die Lage für ihn nach wenigen Monaten unaushaltbar.

Aus diesem Grund unternahm er knapp 2 Wochen, nachdem er die Behandlung bei mir aufgenommen hatte, mitten in der Nacht einen Suizidversuch. Durch einen glücklichen Zufall oder eine Fügung des Schicksals, wie man es auch immer nennen möchte, wurde er von einer Pflegekraft aufgefunden und vom Rettungsdienst sofort ins Krankenhaus gebracht, wo er intensivmedizinisch betreut wurde.

Dieser ungewöhnlich heftige Einstieg in die gemeinsame Therapiearbeit, die sich über einen Zeitraum von 2 Jahren erstrecken sollte, war nur ein weiterer Schrei nach Hilfe. Franz' Lebensgeschichte war geprägt von starkem seelischem Leid, körperlichem Missbrauch, vielfältigen psychischen Erkrankungen und unzähligen Versuchen, sich für die Liebe, die er in seinem Elternhaus nie erlebt hatte, Ersatz zu suchen. All diese massiven Belastungen wogen letztendlich so schwer, dass es ihm trotz diverser, jahrelanger Therapien nicht möglich war, die Verantwortung dafür zu übernehmen, wie sich sein Leben und vor allem seine Beziehungserfahrungen bisher gestaltet hatten. Er verbrachte den Großteil seiner Zeit damit, sich als Opfer zu sehen und zum Teil heftige Angriffe auf die Menschen seiner Umgebung inklusive seiner Familie zu fahren. Wie aus diesen Zeilen wahrscheinlich zu spüren ist, war es auch für mich zu Beginn eine große Herausforderung, trotz der verbalen Attacken und des aggressiven und anklagenden Untertons von Franz eine gute therapeutische Beziehung herzustellen, was aber letztlich eine Voraussetzung für eine förderliche Zusammenarbeit war.

Seine stark narzisstischen Anteile wie seine Neigung, andere Menschen zu seinem eigenen Vorteil zu benutzen und zu manipulieren, machten es Franz sehr schwer, positive Beziehungserfahrungen zu sammeln. Und auch wenn er seine beruflichen Leistungen und seine sozialen Fähigkeiten gern betonte, waren seine mangelnde Selbstliebe und seine starke Empfindlichkeit gegenüber Kritik dahinter dennoch deutlich spürbar. Er fühlte sich von an sich gutgemeinten Aussagen oder Ratschlägen Dritter rasch gekränkt, und diese stimmungsmäßige Labilität ließ ihn über Stunden oder sogar Tage in einen Zustand von tiefer Enttäuschung bis hin zu aggressiven und depressiven Gedanken sinken, aus dem er sich schwer befreien konnte.

Nachdem sich im Lauf unserer Gespräche und mit zunehmender Vertrautheit ein höherer Grad an Achtsamkeit einstellte und sich die anfänglichen Schutzmauern aus Abwehr und Misstrauen etwas aufzuweichen begannen, konnten wir das Ziel unserer gemeinsamen Arbeit definieren. Und das bestand darin, seine Liebesfähigkeit – vor allem gegenüber sich selbst – zu erhöhen. Franz spürte deutlich, dass es dazu notwendig war, seine alten seelischen Verletzungen erneut anzusehen und einen Umgang mit ihnen zu finden, da er sich durch sie nach wie vor sehr stark beeinträchtigt fühlte. Zu diesen seelischen Verletzungen zählten schwere Misshandlungen durch seine eigene Mutter, die ihm bereits als Baby körperlich Leid zugefügt hatte, ein interessenloser Vater, der die Familie früh verließ, ein sexueller Übergriff in der Jugend und vieles mehr.

Beim Erzählen dieser alten Erfahrungen zeigte sich dann auch eine andere Seite an Franz. Als er seine persönliche Geschichte mitteilte und seine echten, tief empfundenen Emotionen zeigte, war er plötzlich als Mensch in all seiner Verletzlichkeit und Authentizität spürbar geworden. Sein zunehmendes Berührtsein und seine Bereitschaft, sich zu öffnen für das, was war, ermöglichten es ihm dann auch im Lauf der Zeit, sich selbst mehr und mehr in seiner Emotionalität, seinen Bedürfnissen und Sehnsüchten, seinen Stärken und Schwächen besser wahrzunehmen, zu akzeptieren und wertzuschätzen.

Eine weitere wichtige Erkenntnis für ihn war die Tatsache, dass sich Selbstliebe nur aus seinem Inneren heraus entwickeln konnte und dass alle Versuche, sie im Äußeren zu erlangen, zum Scheitern verurteilt waren, da sie dieses bodenlose Fass aus jahrzehntelangem emotionalem Mangel in ihm nicht zu füllen vermochten. Ein erster Schritt in Richtung mehr Selbstliebe war es dann auch, ihn dabei zu unterstützen, die Gefühle und Signale seines Körpers wahrzunehmen, d. h. achtsamer zu werden, was ihm sein Körper mitzuteilen versuchte. Und das begann bei Kleinigkeiten, die aber innere Motivation und Veränderungsbereitschaft benötigten, um dranbleiben und dann tatsächlich zu einer dauerhaften Neustrukturierung seiner Gewohnheiten führen zu können.

Dazu zählte z. B., ein Gespür dafür zu entwickeln, was oder wer ihm gut- bzw. nicht guttat, also seine persönlichen Kontakte danach zu überprüfen, ob er sich durch sie gestärkt oder eher belastet fühlte. Er erkannte rasch, dass er sich diese Frage nie gestellt hatte. Er hatte in sozialen Beziehungen einfach immer reagiert, ohne sich bewusst zu überlegen, was er wirklich wollte, er hatte nicht erkannt, dass er immer die Wahl und auch das Recht hatte, sich mit Menschen zu umgeben, mit denen er sich wohlfühlte. Er musste nichts aushalten, in der Hoffnung Liebe zu bekommen, er musste nicht aggressiv werden, wenn er sich nicht beachtet oder gesehen fühlte. Er konnte selbst entscheiden, in welche Menschen er Energie investieren wollte, einfach weil es ihm Freude bereitete, für sie da zu sein. Und er durfte sich erlauben, Nein zu sagen zu Menschen oder Situationen, in denen er sich überfordert fühlte.

Ein sehr wichtiger Schritt war es außerdem, zu erfahren und zu lernen, dass er weniger persönlich nehmen musste, als er bisher immer geglaubt hatte. Die Tatsache, dass unsensibles, wenig wertschätzendes Verhalten unseres Gegenübers weniger mit uns zu tun hat als mit der betreffenden Person selbst, begann ihm mehr und mehr einzuleuchten. Hatte er bisher, seiner narzisstischen Sehnsucht entsprechend, immer geglaubt, dass sich alles um ihn drehen musste, so erkannte er nun, dass es sich leichter leben ließ, wenn er die damit verbundene Gefahr, sich und seine emotionale Befindlichkeit vom Verhalten anderer abhängig zu machen, abgeben konnte. Das gelang ihm mehr und mehr, nachdem wir an seinem Selbstbild und seiner tiefsitzenden Vorstellung gearbeitet hatten, dass er im Mittelpunkt stehen musste, um sich angenommen fühlen zu können. Dieser Prozess des Loslassens war für ihn einer der befreiendsten Momente in unserer gemeinsamen Arbeit.

Im Lauf der vielen Monate, die wir in intensiven Sitzungen miteinander verbrachten, war zunehmend eine Lockerung seiner emotionalen Rüstung, seiner Schutzmauer wahrnehmbar. Was zunächst nur als leicht gelöster Umgang zwischen uns zu erkennen war, dehnte sich nun zunehmend auch auf sein Umfeld aus. Franz begann, sich mehr zu öffnen, d. h. seine Gedanken und Gefühle mit Menschen zu teilen, die ihm vertrauenswürdig schienen. Und es machte ihn glücklich und rührte ihn bisweilen sogar zu Tränen, wenn er sich – seiner Einschätzung nach zum ersten Mal im Leben – wirklich gesehen fühlte.

Gleichzeitig begann er auch zu spüren, wann es wieder an der Zeit war, sich mit sich selbst zu begnügen, um seine Grenzen und die anderer zu respektieren und nicht übermäßig zu strapazieren.

Respekt, Wertschätzung, Offenheit, Vertrauen und Liebe sich selbst und anderen gegenüber waren die Zutaten, die ihm dabei halfen, sich selbst wiederzufinden, aus der Düsternis seiner vergangenen Erfahrungen auszusteigen und in ein bewussteres, selbstbestimmteres, unabhängigeres Leben zu starten. Auch sein Körper begann, es ihm zu danken. Nach vielen körperlichen und psychischen Aufs und Abs in den vergangenen Monaten verbesserten sich seine Erkrankungen und vielfältigen Symptome nun dauerhaft. Es war wunderschön zu beobachten, wie dieses Gefühl des Loslassens von dem Zwang, Liebe erlangen zu müssen, um sich wertvoll fühlen zu können, sich in allen Bereichen auf positive Weise widerspiegelte. Denn Franz wurde dadurch frei für die Liebe zu sich selbst.

Sein tief verletztes inneres Kind, das sich nichts sehnlicher wünschte, als gesehen und geliebt zu werden, hatte letztendlich in ihm selbst Heimat gefunden.

Bevor wir uns mit einer Übung zur Steigerung unserer Selbstliebe beschäftigen, möchte ich zunächst noch ein paar Worte zum Zusammenhang zwischen dem Grad unserer Selbstliebe und dem Ausmaß an Erfüllung, das wir in unseren Liebesbeziehungen erfahren, verlieren.

SELBSTLIEBE UND LIEBESBEZIEHUNGEN

Meist kommen wir erst durch eine persönliche Krise, durch die wir auf uns selbst zurückgeworfen werden, auf die Idee, dass ein Mangel an Selbstliebe der Grund für mögliche Probleme wie z.B. Enttäuschungen in unseren Liebesbeziehungen sein könnte. Zu dieser Zeit haben wir uns vielleicht bereits seit Jahren, ohne zu verstehen warum, von unserem Partner nicht genug wertgeschätzt, gesehen, unterstützt, verstanden gefühlt.

Wenn wir uns dann also der Vorstellung öffnen, dass es auch mit uns zu tun haben könnte und uns die Außenwelt – in dem Fall unser Partner – nur unsere eigene Haltung uns selbst gegenüber widerspiegelt, dann öffnen wir einen Raum für Veränderung und Wachstum, wir werden emotional wieder handlungsfähig, selbst wenn sich unsere Beziehungen lange nur schmerzhaft und festgefahren angefühlt haben.

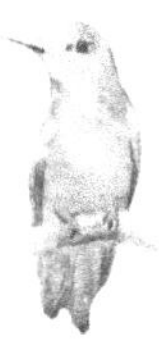

> Wir ziehen also immer genau die Partner in unser Leben, deren Grad an Selbstliebe den unseren widerspiegelt.

Dieser Spiegel in der Außenwelt, so unangenehm er uns bis jetzt auch erschienen ist, kann aber auch zu unserer größten Chance werden, einem Instrument, das uns dabei helfen kann, zu erkennen, wie wenig liebevoll wir bisher mit uns selbst umgegangen sind. Und indem wir anfangen, Selbstverantwortung zu übernehmen und unser Gefühl für uns selbst nicht mehr nur von den Reaktionen der Außenwelt abhängig zu machen, verstehen wir, dass wahre Liebe immer bei uns selbst beginnt.

Solange wir uns nach der einen großen Liebe sehnen, die alles in Ordnung bringt, die uns dabei hilft, uns selbst zu lieben, solange werden wir enttäuscht werden. Denn, und das ist die bittere Wahrheit, so funktioniert das leider nur im Märchen.

Aber auch für uns gibt es eine Lösung, die da lautet: Je liebevoller, annehmender, toleranter wir mit uns selbst umgehen, umso eher werden wir Menschen in unser Leben ziehen, die das auch tun.

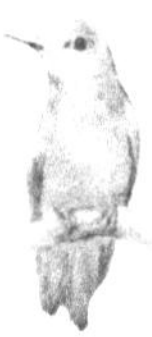

Einer der herausforderndsten Schritte auf dem Weg zu mehr Selbstliebe ist es letztlich, uns immer wieder daran zu erinnern, dass wir nicht mehr tun müssen, als uns genau dafür zu lieben, wie wir uns im Moment fühlen.

Es ist an der Zeit, alle Aspekte unseres Wesens zu umarmen, und gerade die, mit denen wir uns nicht so leicht anfreunden können. Denn nur, wenn wir sie annehmen und letztlich integrieren, können wir unseren Frieden mit ihnen machen, und je mehr wir sie integriert haben, umso mehr können wir uns dafür lieben. Dadurch wird enorm viel Energie frei, die wir zuvor zur Unterdrückung der unerwünschten Anteile aufgewandt haben. Und diese zusätzliche Energie können wir nun bewusst in das Erschaffen einer neuen (Selbst-)Liebesrealität investieren.

(SELBST-)LIEBE FEINFÜHLIGER MENSCHEN

Wenn wir feinfühlige Menschen uns z.B. wieder einmal dafür ablehnen, dass wir uns in einer Liebesbeziehung nicht gut genug abgrenzen können, und deshalb um unsere Freiheit und Selbstbestimmung fürchten, aber auch eine ebenso große Angst verspüren, dass wir von unserem Partner verlassen werden könnten, dann ist es wichtig, uns diesen Ängsten zu stellen.

Wir beginnen uns nun also der Idee zu öffnen, uns für jede Emotion, die wir erfahren, lieben zu können. Das beginnt im Verstand, wir spüren die Gefühle jedoch in unserem Körper. Uns zu lieben fühlt sich so an, also würden wir uns innerlich ausdehnen, uns Raum geben. Liebe bedeutet, sich im gleichen Raum mit etwas aufzuhalten. Fühlen wir uns z.B. traurig, gibt es zwei Möglichkeiten, damit umzugehen. Wir können einerseits versuchen, uns dieses Gefühl auszureden, weil wir es nicht zulassen wollen, oder wir können ihm Raum geben, es lieben und uns dafür öffnen.

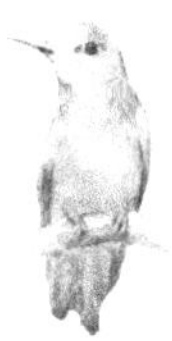

Haben wir bisher vielleicht Jahre damit verbracht, uns abzulehnen und uns nicht die Liebe zu geben, die wir brauchen, dann kann die plötzliche Bereitschaft und Entscheidung, das zu ändern, viel Energie freisetzen. Und die hilft uns, dabeizubleiben.

Die grundsätzliche Entscheidung dahinter lautet, wie folgt: Bin ich bereit, das Leben zu spüren, genau wie es sich mir in diesem Moment zeigt, oder möchte ich weiterhin dem vertrauen, was andere mir darüber erzählen? Natürlich ist es leichter, einfach anderen Menschen (z.B. Eltern, Freunden) zu vertrauen, wir können dann anderen die Schuld geben und müssen uns nicht selbst den möglichen Herausforderungen und dem Schmerz stellen, die die Konfrontation mit unseren wahren Gefühlen mit sich bringt. Die Kehrseite ist allerdings, dass wir dann auch keine echte Freude, Dankbarkeit, Erfüllung und Liebe erfahren können. Wir werden nie wahre Leidenschaft empfinden können, wenn wir uns bedeckt halten und unsere Gefühle weder zulassen noch zeigen.

Liebe bedeutet im Grunde, die Wahrheit zu akzeptieren, unseren Widerstand und die damit verbundene Anspannung loszulassen und so zu sein, wie wir sind. Die Dinge, die uns das Gefühl geben, gefangen zu sein, sind genau die Dinge, die wir lernen dürfen zu lieben. Wir können hunderte Male versuchen, mit dem Kopf durch die Wand zu gehen, weil wir unseren alten Verhaltensmustern anhaften, solange bis wir es verstehen. Die Wand ist hier, weil wir nicht gelernt haben, sie anzusehen, uns zu überlegen, warum wir sie immer wieder in unser Leben ziehen, und uns genau dafür zu lieben, dass wir es eben getan haben (für Minuten, Jahre oder Jahrzehnte).

Liebe macht das Leben sehr leicht. Wenn wir die Idee ernst nehmen, dass nur unser Umgang mit der Liebe und mit uns selbst geändert werden muss, um jede Situation ändern zu können, präsentiert sich uns das Leben plötzlich als eine Reihe von Möglichkeiten, die uns dabei helfen, mehr zu lieben. Es geht nicht mehr um richtig oder falsch, sondern um das Maß an Liebe, das wir durch unser Handeln zum Ausdruck bringen.

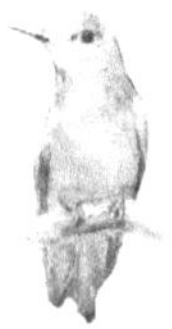

Leben bedeutet, in jedem Moment mehr und mehr zu lernen, (dich selbst) zu lieben.

Wie kannst du die Lektionen dieses Kapitels nun ganz konkret auf dich und dein Leben anwenden?

Ich erläutere dir jetzt, wie du in 7 Schritten lernen kannst, dich selbst zu lieben.[16]

SCHRITT 1: Nimm dir einen Moment Zeit, um herauszufinden, was du gerade denkst oder fühlst. Bist du ärgerlich, ängstlich, freudvoll, zufrieden, neutral?

SCHRITT 2: Liebe dich dafür, was du empfindest. Dabei ist es nicht wichtig, ob du weißt, wie das geht. Sag dir zunächst einfach: „Ich liebe mich dafür, nicht zu wissen, wie ich mich selbst lieben kann", „Ich liebe mich dafür, gerade ängstlich zu sein", „Ich liebe mich dafür, mich genau in diesem Moment glücklich zu fühlen" etc. Möglicherweise stellt sich langsam auch schon ein entsprechendes Körpergefühl ein.

SCHRITT 3: Bleib in diesem körperlichen Zustand, so lange er sich für dich angenehm anfühlt.

SCHRITT 4: Du musst jetzt nicht ununterbrochen mit dem Gefühl herumlaufen, dich zu lieben, damit dein Leben neue Wege gehen kann. Vergiss nicht: Es geht nur darum, dass du dich grundsätzlich bereit fühlst, dich zu lieben. So bleibst du im Fluss.

Fällt es dir schwer, ein Gefühl von Liebe dir gegenüber zu entwickeln? Dann solltest du zusätzlich zu diesen noch die folgenden Schritte durchführen:

SCHRITT 5: Erinnere dich an deine Kindheit und an das Gefühl von bedingungsloser Liebe, das du einem Großelternteil, einem Haustier, einem Hobby gegenüber empfunden hast (Eltern und Geschwister eignen sich meist nicht so gut, weil in diesen Beziehungen oft auch Verletzungen passiert sind und die Liebe dadurch getrübt sein kann).

SCHRITT 6: Stell dir den geliebten Menschen, das geliebte Tier oder Hobby vor und lass die Liebe von damals wieder in dir hochsteigen. Mach das so lange, bis du dich mit dem Gefühl von bedingungsloser Liebe aufgefüllt fühlst.

SCHRITT 7: Und nun lasse in deiner Vorstellung das Objekt, an das deine Liebe geknüpft war, langsam verblassen. Die Liebe fließt nun zu dir zurück, ergießt sich über dich. Lass es zu und bade in deiner eigenen bedingungslosen Liebe.

Gut gemacht!

Zum Abschluss tu dir Gutes und belohne dich bewusst für deine Bereitschaft, diese 7 Schritte für dich zu gehen.

Falls es dir schwerfällt, die Übung zu beginnen oder auch dabeizubleiben, und deine Motivation droht, verloren zu gehen – denke daran, warum du all das tust. Was ist von so großem Wert für dich, dass du bereit bist, deine alten Muster und Prägungen über Bord zu werfen und Veränderung anzustreben?

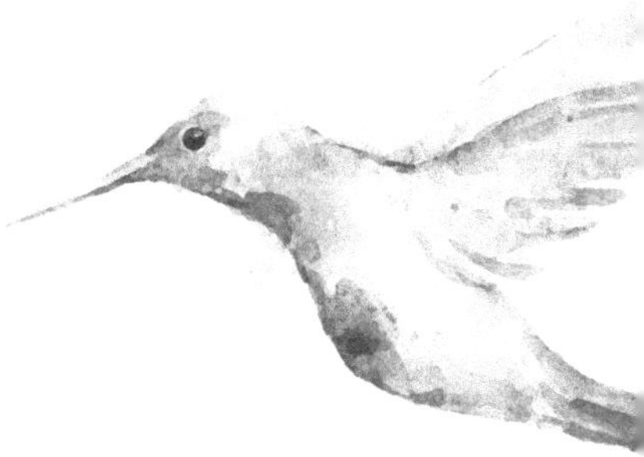

6

GIB DICH HIN

Was flexibel ist, bleibt ungebrochen.
Was krumm ist, wird gerade.
Was leer ist, wird gefüllt.
Wer erschöpft ist, wird erneuert.
Wer arm ist, wird bereichert.
Wer reich ist, dem wird genommen.
Darum umfängt der Weise das Eine.
Weil er sich nicht zur Schau stellt,
sehen die Menschen sein Licht.
Weil er nichts zu beweisen braucht,
können sie seinen Worten vertrauen.
Weil er nicht weiß, wer er ist,
erkennen sie sich in ihm wieder.
Weil er kein Ziel im Sinn hat,
glückt ihm alles, was er tut.

Bestimmt trifft der alte Spruch hier zu:
das Flexible bleibt ungebrochen.
Hast du wahrhaft Ganzheit erlangt,
fließt alles dir zu.

Wie innen so außen. Hinter jeder Form verbirgt sich eine Nicht-Form, leerer Raum. Zwischen jedem Ton, jedem Wort, jedem Satz ist Stille. Zwischen dem hektischen, lauten Treiben auf einer stark befahrenen Straße gibt es

Momente der Ruhe, des Innehaltens. Stille kann nicht existieren, nicht wahrgenommen werden ohne ihr Gegenteil – das Laute, das gesprochene Wort, den Ton. Und hinter jeder Lautäußerung findet sich ein leerer Raum, die Präsenz der Stille. Sie ist. Präsent, gegenwärtig schafft sie Bewusstsein für diesen Zustand in uns – fernab und doch gleichzeitig existent mit dem Rauschen unseres Verstandes, unseres Egos, unserer Emotionen. Und dieser Zustand der Leere, der Stille bringt einen Frieden mit sich, der eine tiefe Verbundenheit aufzeigt mit der transformierenden Kraft des Moments.

Diesen tiefen Frieden können wir nur spüren, wenn wir uns dem Moment ganz hingeben, ganz präsent sind im Hier und Jetzt.

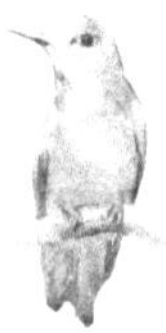

Wenn wir eintauchen in die Gegenwärtigkeit, eröffnet sich uns die Weisheit, die Schönheit, die Faszination des Augenblicks. Wenn wir uns diesem Augenblick hingeben, sind wir frei.

Dann gelingt es uns wieder, seine Geschenke wahrzunehmen, weil sie nicht mehr überfrachtet sind von der Stimme in uns, die uns daran erinnern möchte, dass es Wichtigeres gibt, über das es nachzudenken gilt. Jegliches Problem, das unser Verstand aus seiner Identifikation mit den Erfahrungen der Vergangenheit oder den Ängsten oder Wünschen im Hinblick auf die Zukunft hervorbringt, hat keinen Bestand, wenn wir uns ganz auf diesen Moment ausrichten.

Allzu oft folgen wir paradoxerweise aber immer noch dieser Stimme der Vernunft, die uns einzureden versucht, dass es eine verstandesmäßige Lösung für all unsere Probleme, unsere Ängste, unsere Belastungen gibt, einfach weil wir keinen alternativen Weg kennen. Und so machen wir uns in unseren Entscheidungen mehr und mehr abhängig davon, was unser Verstand für klug bzw. unklug ansieht. Wir übergehen die Impulse unserer Intuition und orientieren uns an diesem wankelmütigen Instrument, das – selbst nicht angebunden an die Weisheit unseres Herzens – suchend wie ein Blinder durch die Straßen des Lebens irrt, hier und dort anstößt und diese äußeren Trigger für die einzige Wahrheit hält, der es zu folgen bzw. die es zu vermeiden gilt.

All die äußeren Anlässe und ihre innere Resonanz, unsere Emotionen, die unser Ego-Verstand für die einzig verlässliche Quelle der Wahrnehmung hält, sind allerdings nur Teil einer viel größeren Wahrheit. Genauer gesagt sind sie im Grunde verzerrte Wahrnehmungen einer vermeintlichen Realität, die durch unser eingeschränktes, weil größtenteils unbewusstes, Sichtfeld entstehen und durch unsere mangelnde Orientierung an unserer eigentlichen inneren Wahrheit, der Weisheit unseres Herzens, den Eindruck machen, Anspruch auf absolute Richtigkeit zu besitzen.

Wenn wir beginnen, unser Bewusstseinsfeld zu erweitern, wird uns zunehmend klarer, dass diese vermeintliche Realität eben Ausdruck jenes Anteils in uns ist, der mit all seinen Begrenzungen, Verzerrungen, Befindlichkeiten, Bewertungen, seiner Unbewusstheit einem Gefühl von Getrenntheit und Mangel unterliegt.

Und dieses zunehmende Bewusstwerden bedeutet nun nicht, dass wir sofort gänzlich frei werden von den Anhaftungen an unsere Gedanken und unserer Gefühle. Darum soll es vorerst auch gar nicht gehen.

Lassen wir die verstandesmäßigen Bewertungen los, die im normalen unbewussten Alltagszustand Erlebtes und Erfahrenes als gut oder schlecht, bedrohlich oder förderlich einstufen, dann eröffnet sich ein Raum des Seins, der Bewertungslosigkeit, der Freiheit, in dem alles sein darf, genauso wie es ist. Jeder Mensch, jedes Lebewesen kann in der Hingabe in seinem tiefsten Wesenskern, seinem wahren Sein erfahren werden, durchdrungen vom Licht der Erkenntnis, das uns Verbundenheit statt Getrenntsein, Geschütztsein statt Ausgeliefertsein, bedingungslose Liebe statt Angst empfinden lässt.

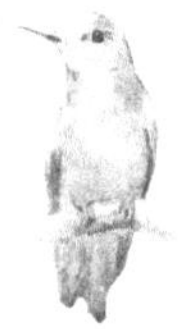

Zu dieser, unserer Wurzel zurückzukehren heißt Frieden finden. Und in diesem Frieden liegt unsere Bestimmung, der eigentliche Grund, warum wir dieses Leben für uns gewählt haben.

Indem wir unserer Bestimmung beständig folgen, finden wir all die Erfüllung, den inneren und äußeren Reichtum, die Wahrhaftigkeit, die Liebe, die Fülle und das Glück, die wir so lange über äußere Wege zu erlangen suchten.

Dann ist der göttliche Funke in uns wieder entzündet und uns wird klar, dass er, dass wir immer waren und immer sein werden, dass wir, dass unsere Seele, unsere Essenz ewig währt und durch nichts gefährdet werden kann – weder durch unser Leben noch durch unseren physischen Tod.

WAS BEDEUTET HINGABE?

An diese einführenden, poetischen Worte zum Thema Hingabe möchte ich nun eine nüchternere, wissenschaftliche Definition dieses vielschichtigen Begriffs anschließen. Hingabe meint im psychologischen Verständnis den von rückhaltloser innerer Beteiligung geprägten Einsatz eines Menschen für eine Angelegenheit oder eine Person, die für den Betreffenden von höchstem persönlichen Wert ist. Die Hingabe ist mit dem Engagement, der Anstrengung, dem Eifer und der Leidenschaft verwandt. Ihre Bewegung ist jedoch kein aktives Drängen, sondern ein Zuwenden, Sich-Öffnen und Empfangen. Während der Begriff seine Prägung aus der christlichen Theologie erhalten hat, wird er heute meist in weltlichen Zusammenhängen verwendet, etwa um das Engagement eines Menschen für einen selbstgewählten Zweck oder ein sexuelles Sich-Anvertrauen zu bezeichnen.[17]

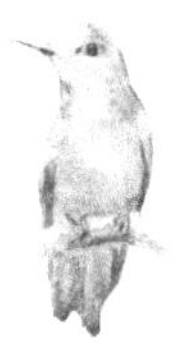

Wenn wir davon sprechen uns etwas oder jemandem hinzugeben, meinen wir damit im Allgemeinen, dass wir etwas mit Liebe und Begeisterung tun, selbstvergessen ganz im Moment aufgehen, also eine Phase des Flow, eine tiefe Verbundenheit mit unserem inneren Wesen und dem Wesen des Gegenübers erleben, sei es eine tief erfüllende Begegnung mit einem Menschen oder einer Tätigkeit.

SEXUELLE HINGABE

Eine wunderschöne Beschreibung der Entwicklung hin zu sexueller Hingabe seiner Hauptfigur hat D. H. Lawrence 1928 in seinem Roman „Lady Chatterley" geliefert. So schildert er zunächst, wie diese sich ganz verkopft, ihren nüchternen, kritischen Bewertungen und Gedanken nachhängend den Liebesakt fast selbst zu verderben droht:

Sie wünschte sich fast, er würde sie nicht so liebkosen. Er umschloß sie gewissermaßen ganz und gar. Und doch wartete sie, wartete sie. Und als er in sie eindrang, mit einer Innigkeit der Erlösung und Vollbringung, die für ihn reinster Friede war, wartete sie noch immer. Sie fühlte sich ein wenig aus dem Spiel gelassen, und sie wußte, daß es zum Teil ihre eigene Schuld war. Sie hatte sich stets willentlich so abgesondert. Nun war sie vielleicht dazu verurteilt.[18]

Doch letztlich kann sie doch noch tiefe Erfüllung in der Hingabe finden:

Dies war anders, anders. Sie konnte gar nichts tun. […] Während ihr ganzer Schoß offen und weich war wie eine Seeanemone unter der Flut und leise nach ihm schrie, nach ihm schrie, daß er wieder in sie komme und Erfüllung bringe. Bewußtlos vor Leidenschaft, klammerte sie sich an ihn, und er entschlüpfte ihr nie ganz, und sie fühlte, wie seine weiche Knospe sich in ihr regte und seltsame Rhythmen in ihr aufschossen, mit einer seltsamen, rhythmisch wachsenden Bewegung, schwellend und schwellend, bis es ihr ganzes klaffendes Bewußtsein ausfüllte, und dann begann wiederum die unaussprechliche Bewegung, die nicht wirklich Bewegung war, sondern reine, sich vertiefende Stromwirbel der Empfindung, die tiefer und tiefer hinab kreisten durch all ihr Gewebe und ihr Bewußtsein, bis sie selbst ein einziges vollkommenes, konzentrisches Fluidum des Gefühls war und dalag und aufschrie mit unbewußten, unartikulierten Schreien. Die Stimme aus der äußersten Nacht, das Leben![18]

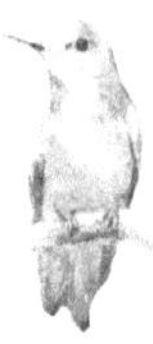

Wir können Hingabe also als Lebendigsein, als tiefe Verkörperung von Leben verstehen. Hingabe braucht Mut und Vertrauen: Mut, loszulassen und uns fallenzulassen hinein in das Unbekannte, und Vertrauen, weil sich vieles ändern wird, sobald wir loslassen und uns einverstanden zeigen, mit dem, was ist.

Da wir im Grunde unseres Herzens aber alle ziemliche Angst vor Veränderung haben, weil uns dieses Vertrauen oft fehlt, dürfen wir lernen, die Dinge so anzunehmen, wie sie gerade sind. Auf diese Weise werden wir immer wieder feststellen, dass sie sich zum Besten verändern. Und das wiederum erzeugt zunehmendes Vertrauen.

Auf diese Weise entstehen, wie von D. H. Lawrence so meisterlich beschrieben, letztlich auch Leidenschaft und Intimität. Sie entstehen nicht primär durch ein Entblößen unseres Körpers, sondern ein Entblößen unserer Seele. Erst wenn wir unser verstandesdominiertes Selbst mit seinen Begrenzungen, Prägungen und seiner Selbstzentriertheit hinter uns lassen und uns leer machen, drastisch formuliert wieder ein Nichts, ein Niemand werden, können wir uns auf eine Art und Weise neu kennenlernen, die uns frei macht, uns wahrlich selbst zu begegnen.

BEGEGNUNG MIT UNS SELBST

Beginnen können wir diesen Prozess damit, in den Spiegel zu schauen und nicht wie so oft unsere Makel zu betrachten, sondern uns einmal ganz bewusst und tief in die Augen zu sehen.

In unseren Augen spiegelt sich unsere Seele, ein See aus Bewusstheit und Tiefe. Wenn wir erkennen, dass dieses Strahlen immer schon da war, der Glanz in unseren Augen aber stumpf geworden ist von den Anforderungen eines Alltags, in dem wir all unsere Energie in die Außenwelt fließen lassen, anstatt sie gut bei uns zu behalten und aus ihr zu schöpfen, dann ist Veränderung möglich.

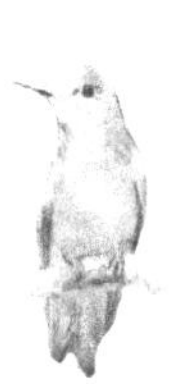

Uns bewusst zu werden, was wir denken, fühlen und tun, und uns nicht mehr damit zu identifizieren, hilft uns dabei, mehr Energie zu bewahren, indem wir sie abziehen von Dingen, Menschen oder Situationen im Äußeren, um die unsere Gedanken gekreist sind. So werden wir konstruktiver und verlieren uns weniger in der äußeren Welt.

Auf diese Weise kann es uns letztlich auch gelingen, das, was leer war, wieder zu füllen. Was erschöpft war, wird sich dann erneuern. Wie ein Tausendfüßer, der seine Füße wieder zu sich zurückzieht, kommen wir so mehr und mehr wieder bei uns an, lassen uns weniger beeinflussen von den Energien anderer Menschen. Wir hören auf, automatisch zu reagieren, unseren alten Mustern und Rollen zu entsprechen, und geben uns stattdessen ganz dem hin, was ist, lassen jeglichen Widerstand – im Inneren wie im Äußeren – los und werden dadurch weich und durchlässig. Und dann erkennen wir, dass wir nichts mehr brauchen, um glücklich zu sein. Wir erkennen, dass wir selbst die wahre Quelle unseres Glückes sind.

So bleiben wir flexibel, gerade und aufrecht. Wir finden den Reichtum, die Fülle und die Schönheit in uns selbst. Wir müssen nichts mehr beweisen – weder uns noch den anderen –, weil wir erkennen, dass es nichts zu beweisen gibt. Unser tiefes Wissen darüber, dass wir unendliches Potenzial in uns tragen, das bisher lediglich überlagert wurde von dem Glauben, wir seien nicht gut genug, wird wieder lebendig und ist uns Beweis genug für unsere Schöpferkraft.

Und wenn wir nun wieder in den Spiegel schauen und unsere Ganzheit wahrlich erkennen, dann, ja dann, erwacht das tiefe, lichtvolle Strahlen wieder in unseren Augen. Dann ist unsere Seele zurückgekehrt.

PRAXISBEISPIEL

Eine, wie sie es bezeichnete, „Entwicklung vom unglücklichen Entlein zum schönen Schwan" hat auch Elena durchlaufen, nachdem sie vor einigen Monaten als Klientin zu mir gefunden hat.

Sie war eine äußerst feinfühlige, empathische junge Frau von Mitte 20 und hatte in ihrer Kindheit und Jugend in Russland viele emotionalen Entbehrungen erlitten. Dies war aber nicht der Fall, weil ihre Eltern sie nicht geliebt hätten – sie haben es getan, auf ihre Weise –, sondern weil sie im Vergleich zu ihrem schwer kranken Bruder, dem jegliche Aufmerksamkeit zufloss, emotional immer den Kürzeren zog. Es war einfach nie genug Zeit, Energie und Kraft da für das hochbegabte, feinsinnige Kind. Und so lernte Elena früh, dass sie nicht zählte, und sie bekam Schuldgefühle, überhaupt am Leben zu sein, weil sie der Überzeugung war, nichts zum Leben ihrer Familie beitragen zu können. Deshalb hatte sie es sich bald zur Lebensaufgabe gemacht, ihren Bruder auf jede nur erdenkliche Art und Weise glücklich zu machen, und sich selbst dabei völlig vergessen. Und wenn sie dann trotzdem einmal Freude, Begeisterung oder Glück empfand, bestrafte sie sich dafür. Sie durfte nicht glücklich sein, wenn es ihr Bruder nicht auch war.

Diese Verurteilung ihrer eigenen Bedürfnisse und Gefühle führte schließlich dazu, dass sie sich immer ängstlicher überwachte, um jedes positive Gefühl sofort im Keim zu ersticken. Sie schnitt sich dadurch immer stärker von der Quelle ihres Lebensmuts und ihrer Lebensfreude ab und dachte schließlich auch immer öfter daran, sich das Leben zu nehmen. Sie wusste einfach keinen Ausweg aus ihrem Dilemma. Unglücklich sein, um ihrem Bruder keinen Grund zu geben, noch mehr zu leiden, schien ihr die einzige Möglichkeit des Umgangs mit der Situation.

Als sie zum Erstgespräch zu mir kam, saß vor mir ein Häuflein Elend, in sich zusammengesunken, verzweifelt, tief beschämt und von einer Wolke aus Traurigkeit und Mutlosigkeit umgeben.

Sie schien ihr Leben an den Erwartungen anderer Menschen auszurichten und ihre einzige Freude, die sie wie einen

Schatz hütete, war das Musizieren auf einer kleinen Flöte. In den Momenten, in denen sie auf ihrem Instrument spielte, vergaß sie die Welt um sich herum und bezauberte damit sich selbst und ihre Freunde, denen sie gerne Kostproben gab. Als sie mir davon erzählte, trat plötzlich ein Leuchten in die Augen dieser zierlichen jungen Frau, das ich in ihr nicht vermutet hätte.

Alle anderen Lebensbereiche jedoch waren überschattet von einem Gefühl des Müssens: des Dankbarseinmüssens, weil ihre Eltern ihr eine Ausbildung in Österreich ermöglichten, des ständig Lächelnmüssens, damit nur ja niemand die tiefe Traurigkeit erahnen konnte, die sie in sich trug, des Funktionierenmüssens, obwohl sie sich am liebsten in ihr Bett verkrochen hätte und nicht mehr aufgestanden wäre.

Ein ganz wichtiger Schritt zu ihrer Heilung war das Annehmenlernen dessen, was ist, und dazu gehörten vor allem die Gefühle von Wut, Hilflosigkeit, Enttäuschung und Groll, die sie ihren Eltern und auch ihrem Bruder gegenüber empfand, jedoch tief in sich verborgen hielt, und deren sie sich aus diesem Grund zunächst gar nicht bewusst war.

Sie empfand tiefen Groll ihren Eltern gegenüber, weil sie sich von ihnen nicht als der Mensch angenommen fühlte, der sie war. Und gleichzeitig war da ein schlechtes Gewissen, weil ihre Eltern ihr ja ihre Ausbildung ermöglichten. Sie war wütend auf ihren Bruder, weil sie sich für ihn immer in die zweite Reihe gestellt hatte, und letztlich auch auf sich selbst, weil sie all das zugelassen hatte.

Als sie schließlich ihre belastenden Emotionen zulassen und ausdrücken konnte, begann sich plötzlich ein dunkler Schleier zu lüften, weil sie anfing, sich nicht mehr mit ihren verurteilenden Gedanken und Emotionen sich selbst gegenüber zu identifizieren und ihrer Opferhaltung aufzugeben. Sie erlaubte es sich, all dem Alten und Belastenden, ihrem sogenannten Schmerzkörper, Raum zu geben, ihn anzusehen und ihn letztlich ziehen zu lassen. Und durch das Aktivieren all der Gefühle, die sich schon so lange in ihr aufgestaut hatten, wurde die für ihre Unterdrückung benötigte Energie wieder frei.

Elena hatte sich hingegeben – sich selbst, ihren Emotionen, ihrem Schmerzkörper, dem, was ist – und hatte dadurch eine Transformation erleben dürfen, die trotz oder gerade wegen des tiefen Schmerzes, den sie zu Beginn empfunden hatte, magisch anmutete.

Sie war im Inneren wie im Äußeren zum schönen Schwan geworden.

Zu unserem letzten Gespräch kam sie so entspannt, aufrecht, strahlend und glücklich, dass ich sie fast nicht erkannt hätte.

Sie erzählte mir, dass sie – obwohl die letzten Wochen kalt und trüb gewesen waren – seit Tagen in ihrer Wohnung ein Leuchten wahrnahm, das sie so noch nie gesehen hatte. Sie erlebe nun auch Farben, Gerüche und Geräusche deutlich intensiver und fühle sich so glücklich wie schon lange nicht mehr. Und diese Helligkeit, die nun in ihre Wohnung Einzug gehalten hatte, die kam auch ganz deutlich in ihr selbst zum Vorschein. Sie hatte erkannt, dass sie die wahre Quelle ihres Glückes ist.

Was für mich persönlich – nach 20 Jahren intensiver Beschäftigung mit psychologischen Theorien, Reflexion, Selbsterfahrung und meiner Arbeit mit Klienten – eine dauerhafte Transformation der herausfordernden Kapitel meiner Geschichte mit dem Thema Verstandesdominanz herbeigeführt hat, war das so simple und doch gleichzeitig so herausfordernde Eintauchen in den Moment. Indem ich gelernt habe, die meist belastenden Gedanken über die Vergangenheit und die sehnsüchtigen Gedanken über eine bessere Zukunft, von denen ich mich über Jahrzehnte unbewusst beherrschen ließ, entschieden loszulassen, habe ich erkannt, dass ich nicht meine Gedanken bin; genauso wenig wie ich meine Emotionen bin.

Erst durch diesen Prozess der Bewusstwerdung entstand in mir mehr und mehr wahre innere und äußere Freiheit: die Freiheit, ich selbst zu sein, weniger bestimmt von meinen momentanen Emotionen, Stimmungen, Vorstellungen, wie etwas oder jemand zu sein hat, von dem Wunsch, Kontrolle zu haben über alles und jeden – aus der Angst heraus, sonst den Boden unter den Füßen zu verlieren.

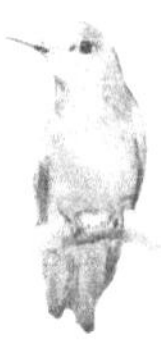

Dieses Gefühl von Freiheit hat sich also in einem Prozess des Erwachens nach und nach eingestellt. Und dieses Erwachen ist auch für dich möglich – nicht erst morgen oder in einem Jahr, sondern bereits in diesem Moment.

Wie kannst du die Lektionen dieses Kapitels nun ganz konkret auf dich und dein Leben anwenden?

Ich erläutere dir jetzt, wie du in 4 Schritten zu wahrer Freiheit erwachen kannst.

SCHRITT 1: Um in einen Zustand der Hingabe oder auch des reinen Seins, der Präsenz, der Gegenwärtigkeit, der inneren Stille zu gelangen, müssen wir zunächst einmal verstehen, dass dieses Gefühl von Einheit mit dem Sein von unserem Verstand nicht erfasst und auch nicht erzeugt werden kann. Für unseren Verstand existiert der gegenwärtige Moment kaum. Er hält die Vergangenheit am Leben und phantasiert sich allzu gerne in die Zukunft, im Sinne von „Wenn dies geschieht, werde ich glücklich sein ...".

Du musst dir darüber klarwerden, dass du oft völlig mit deinem Verstand identifiziert bist, der sich in eine zukünftige Situation hineindenkt und Hoffnung oder aber auch Angst erzeugt. Es gibt aber keinen Weg mit einer solchen zukünftigen Situation umzugehen, da sie ja real gar nicht existiert. Sie ist ein Hirngespinst, eine Phantasie, aber dein Verstand geht damit um, als wäre sie real. Hier erkennst du, wie machtvoll deine Gedanken sind.

Diese ungesunde Verstandesdominanz kannst du nur beenden, wenn du den gegenwärtigen Moment als das anerkennst, was er ist, ohne ihn nur zu nutzen, um in die Zukunft oder in die Vergangenheit zu gelangen.

Um nun aus diesem Dilemma auszusteigen, ist es wichtig, dir als stiller Beobachter deiner eigenen Gedanken bewusst zu werden. Indem du auf diese Weise Zeuge deiner eigenen Gedanken wirst, entsteht in dir eine neue Dimension von Bewusstsein, es entsteht ein Raum zwischen deinen Gedanken und „dir selbst". Es wird dir klar, du bist nicht dein Verstand und deine Emotionen, sondern du bist mehr. Sobald du also zum Beobachter deiner Gedanken geworden bist, kannst du sie wahrnehmen, als das, was sie sind – alte Muster, Glaubenssätze, ein Schattenspiel ausgelöst von einem Getümmel weltlichen Kommens und Gehens, auf die es als Antwort der Gegenwärtigkeit, der Präsenz, des Im-Moment-Seins bedarf.

Beobachtest du dich von einem solchen Ort der inneren Stille, führt dich dieser Zustand automatisch zur Wahrnehmung der Gegenwart, in der der Schlüssel zu Selbstfindung und innerem Frieden verborgen ist. Er führt dich zu dir selbst, deinem tiefen, wahren Selbst, das die Transformationskraft besitzt, genau jetzt, in diesem Moment, dein Leben für immer zu verändern.

Es gibt nun drei Wege, um in die Gegenwärtigkeit zu gelangen, die du alternativ oder aufeinander aufbauend beschreiten kannst:

SCHRITT 2: Verbinde dich mit deinem inneren Körper, indem du beginnst, in dich hineinzuspüren. Beginne am besten mit deinen Händen und deinen Füßen, beobachte, was sich dir zeigt, z. B. ein Gefühl von Wärme, Prickeln, Ausdehnung von Energie, und lasse dieses Gefühl sich immer weiter auf alle anderen Teile deines Körpers ausbreiten. Wenn du darin noch nicht geübt bist, wende diese Technik am besten im Rahmen einer geführten Meditation an. Es gibt diverse wunderbare Anleitungen zu Imaginationen wie Körperreisen, aber auch die klassischen, in der psychologischen Therapie gern verwendeten Methoden wie Autogenes Training oder Progressive Muskelentspannung sind geeignet, um ein stärkeres Gefühl für deinen inneren Körper zu entwickeln.

Nach einer Weile des Übens, während der du deine Aufmerksamkeit mehr und mehr von deinen Gedanken abziehst und auf deinen Körper lenkst, wirst du feststellen, dass hinter deinem Verstand noch etwas liegt, dass sich ein Raum in dir auftut, in dem das „simple" Sein, deine wahre Essenz spürbar wird. Je stärker du diesen Zustand zu erfahren imstande bist, umso weniger wirst du dich dem Zwang ausgeliefert fühlen, dir Bestätigung holen zu müssen, indem du versuchst, etwas zu werden oder zu erreichen, das deinem eigentlichen Wesen nicht entspricht. Du erkennst, dass du bereits alles bist und hast – genau hier, in diesem Moment. Und mit diesem tiefen inneren Wissen wirst du immer freier werden, denn weder dein Glück noch dein Selbstgefühl hängen jetzt noch von Resultaten ab.

SCHRITT 3: Eine weitere Möglichkeit, um aus dem Gedankenkarussell auszusteigen, zeigt sich dir, wenn du beginnst, der Stille zu lauschen – der Stille „hinter" bzw. „zwischen" den Geräuschen. Je mehr du dich auf die Stille in der Außenwelt konzentrierst, umso stiller wirst du auch innerlich. Und sobald du zur Ruhe kommst, bist du in Kontakt mit deinem wahren Wesen. In diesem Zustand hörst du auf, zu beurteilen und zu bewerten, du bist einfach und nimmst an, was sich dir im Äußeren oder im Inneren gerade zeigt.

SCHRITT 4: Dein Annehmen und Akzeptieren dessen, was ist, stellt ein Bekenntnis dar, ein klares „Ja" zum jetzigen Augenblick (im Gegensatz dazu sagt unser Verstand „Nein" zum gegenwärtigen Augenblick, er lebt vom Widerstand gegen das, was ist).

SO BETRACHTET RESULTIERT JEDER SCHMERZ, DEN DU FÜHLST, AUS DEM WIDERSTAND GEGEN DIE DINGE, DIE DU NICHT ÄNDERN KANNST. DU ERZEUGST DAMIT LEID, WEIL DU DICH AUFLEHNST GEGEN DAS UNVERMEIDLICHE, GEGEN DAS LEBEN SELBST.

Mache dir also gerade in herausfordernden Momenten immer wieder bewusst, dass dein Verstand diesen Widerstand erschafft, weil er dadurch die unerwünschte Situation auflösen möchte. Doch wer sich mit der Realität (der Gegenwart) anlegt, kann nur verlieren.

Genauso gilt im Umkehrschluss, dass du selbst wie auch deine Umwelt durch dein kraftvolles „Ja" zu diesem Augenblick wieder aus der Erstarrung erwachen werden. Genau dann hast du wahrhaft Ganzheit erlangt, und alles fließt dir zu.

Gut gemacht!

Zum Abschluss tu dir Gutes und belohne dich bewusst für deine Bereitschaft, diese 4 Schritte für dich zu gehen.

Falls es dir schwerfällt, die Übung zu beginnen oder auch dabeizubleiben, und deine Motivation droht verloren zu gehen – denke daran, warum du all das tust. Was ist von so großem Wert für dich, dass du bereit bist, deine alten Muster und Prägungen über Bord zu werfen und Veränderung anzustreben?

7

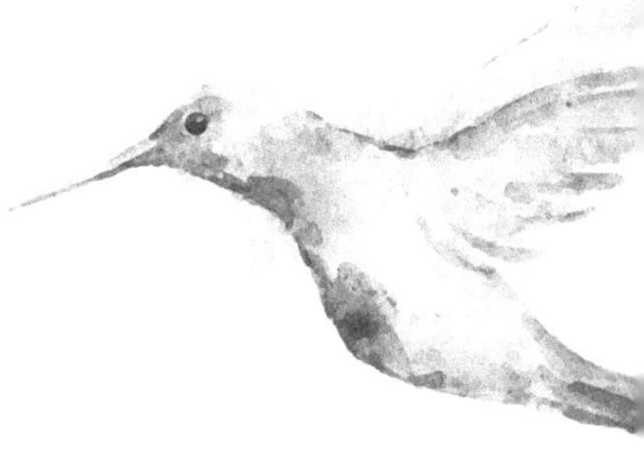

ERLANGE WAHRE ZUFRIEDENHEIT

Was bedeutet dir mehr:
du oder dein Ruf?
Was bringt dir mehr:
du oder dein Besitz?
Ich sage dir: Was du gewinnst,
bringt mehr Schwierigkeiten als das,
was du verlierst.

Liebe ist die Frucht des Opfers.
Reichtum ist die Frucht der Großzügigkeit.

Ein zufriedener Mensch ist nie enttäuscht.
Er weiß, wann er aufhören soll,
wird bewahrt vor Gefahr.
Nur so kannst du lange bestehen.

WODURCH ZEICHNET SICH ZUFRIEDENHEIT AUS?

Zufriedenheit ist für mich ein Gefühl des tiefen Verbundenseins, der Ausgeglichenheit, des Wohlgefühls, der erlebten Harmonie mit dem, was ist.

Zufriedenheit ist ein Booster für unser körperliches und psychisches Immunsystem. Es ist neben Liebe, Dankbarkeit und Freude das Gefühl, das die höchste positive Energie aufweist. Je mehr wir nun Gefühle wie Zufriedenheit durch Achtsamkeit, Selbstfürsorge, Selbstliebe, Bewusstheit und Gegenwärtigkeit nähren und in unser Leben ziehen, umso mehr innere wie auch äußere Energie wird uns zuteil.

Eine der schönsten Lektionen, die uns die Zufriedenheit lehren kann, ist die Tatsache, dass wir uns vom Leben nicht mehr so leicht enttäuscht fühlen.

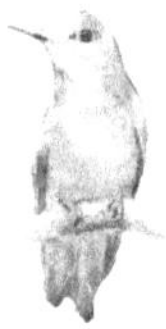

Zufrieden zu sein mit dem, was ist, als Basis für unseren weiteren Weg gibt uns ein Gefühl inneren Friedens und das Vertrauen, dass wir erkennen werden, welcher Weg für uns der richtige ist. Wie werden also spüren, wann es an der Zeit ist, eine Sache, eine Erwartung, einen Menschen loszulassen, um eine neue Richtung einzuschlagen.

Hier zeigt sich uns die Wirkung der Polarität ganz stark – loszulassen, um neu anfangen zu können; zufrieden zu sein, mit dem was ist, um Veränderung bewirken zu können; Liebe als Frucht des Opfers, Reichtum als Frucht der Großzügigkeit. Dies sind scheinbar paradoxe, weil gegensätzliche Vorstellungen, die jedoch so perfekt und harmonisch aufeinander abgestimmt sind wie das Leben selbst. Es bedarf des Todes, um neu geboren zu werden - im tatsächlichen wie auch im übertragenen Sinn.

Erst durch das tiefe Verständnis, dass wir mit Zufriedenheit die Basis legen für ein Leben, das uns in unserer Entwicklung bestmöglich unterstützt, können wir wahre Veränderung und Entfaltung unseres größten Potenzials erfahren. Zufrieden zu sein mit dem, was ist, ohne zu vergleichen, ohne zu bewerten und ohne Widerstand zu leisten, also das Gute darin zu sehen, was auch immer gerade in unserem Leben passiert, ist die magische Formel, wie wir durch eine veränderte Sichtweise auf unsere aktuelle Lebenssituation unsere emotionale Schwingungsfrequenz und damit unsere positive Energie erhöhen.

HEMMNISSE AUF DEM WEG ZUR ZUFRIEDENHEIT

All das ist meist leichter gesagt als getan, sind wir doch oft der Meinung, dass wir erst zufrieden sein können, wenn wir etwas Bestimmtes erreicht haben. Das heißt, wir verschieben das Gefühl der Zufriedenheit in die Zukunft nach dem Motto „wenn …, dann" und machen unser Wohlbefinden damit abhängig von äußeren Einflüssen. Dabei sind wir uns allerdings nicht bewusst, dass wir nicht zufrieden wären mit dem, was wir haben möchten, selbst wenn wir es erreichen würden, solange wir nicht zufrieden sein können mit dem, was wir haben.

So beschreibt schon Fedor Michailowitsch Dostojewski im folgenden Zitat in ausdrucksvoller Sprache, warum es uns Menschen so schwerfällt, wahrlich zufrieden und glücklich zu sein:

Was kann man nun von einem Menschen […] erwarten? Überschütten Sie ihn mit allen Erdengütern, versenken Sie ihn in Glück bis über beide Ohren, bis über den Kopf, so daß an die Oberfläche des Glücks wie zum Wasserspiegel nur noch Bläschen aufsteigen, geben Sie ihm ein pekuniäres Auskommen, daß ihm nichts anderes zu tun übrigbleibt, als zu schlafen, Lebkuchen zu vertilgen und für den Fortbestand der Menschheit zu sorgen – so wird er doch, dieser selbe Mensch, Ihnen auf der Stelle aus purer Undankbarkeit, einzig aus Schmähsucht einen Streich spielen. Er wird sogar die Lebkuchen aufs Spiel setzen und sich vielleicht den verderblichsten Unsinn wünschen, den allerunökonomischsten Blödsinn, einzig um in diese ganze positive Vernünftigkeit sein eigenes unheilbringendes phantastisches Element beizumischen. Gerade seine phantastischen Einfälle, seine banale Dummheit wird er behalten wollen.[19]

Was sind nun also die größten Hemmnisse, wahre Zufriedenheit zu erfahren?

Zusammengefasst kann man sagen, dass ein ständiges Kreisen um die eigene Person im Sinne von Selbstbezogenheit (z. B. Aussagen anderer Menschen, Erfahrungen, Lebensereignisse vom Standpunkt einer klassischen Opferhaltung aus zu interpretieren – à la „Na eh klar, dass das wieder mir passiert“) die eigene Unzufriedenheit verstärkt. Wenn wir uns dann auch noch in Grübeleien darüber verlieren, dass wir in Zukunft sicher auch nur wieder mehr desselben Un-Glücks in unser Leben ziehen werden, können wir mit großer Sicherheit davon ausgehen, dass unser Unterbewusstsein die Fäden entsprechend ziehen wird, dass sich unsere Annahmen bestätigen. Viele Menschen versuchen dann auch krampfhaft, jegliche Gefahr, jedes Unglück zu vermeiden, indem sie zwanghaft zu kontrollieren versuchen, wen oder was sie in ihr Leben lassen. Das dabei entstehende Gefühl von Unfreiheit und Angst wiederum erstickt das Empfinden von Zufriedenheit oder Glück im Keim. Eine Spirale des negativen Denkens setzt ein, dessen Notwendigkeit ja auch jederzeit gut begründbar ist. Denn, wenn wir nur lange genug suchen, finden wir immer ein Haar in der Suppe.

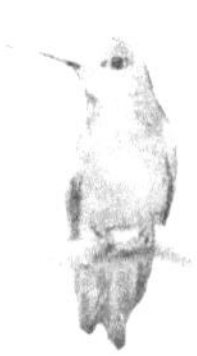

Wir reden uns ein, dass wir uns letztlich mit unserer Kontrollsucht nur Gutes getan haben, indem wir bereits im Vorfeld eine Gefahr gebannt haben, die uns sonst unvorbereitet erwischt hätte. So finden wir Bestätigung für eine Aufrechterhaltung unseres veränderungsresistenten Verhaltens.

Du erkennst die Ironie in meinen Worten. Im weiteren Verlauf werden wir jeglichen Vergleich mit der Wirklichkeit bzw. der Meinung anderer, selbst uns wohlmeinender Menschen scheuen oder sogar aktiv abwehren, nur damit unser so schön gehegtes negatives Weltbild und damit unser Gefühl von vermeintlicher Sicherheit nicht zum Einsturz gebracht wird. Und ehe wir uns versehen, werden wir uns selbst zum größten Feind, zum Gefangenen unserer Vorstellungen, verhaftet in der Vergangenheit, Verlierer im Spiel des Lebens – ganz nach dem Motto „Zu viel Zufriedenheit und Glück kann kein Mensch ertragen".

UNTERSCHIED ZWISCHEN ZUFRIEDENHEIT UND GLÜCK

Bevor wir uns nun den Möglichkeiten zuwenden, die einem Gefühl von Zufriedenheit zuträglicher sind, möchte ich – da ich jetzt schon öfter beide Begriffe verwendet habe – gerne noch darauf eingehen, was Glück eigentlich von Zufriedenheit unterscheidet.

Während Glück nach dem Wiener Psychiater und Psychoanalytiker Hans-Otto Thomashoff einen flüchtigen Zustand beschreibt, der uns zu einer Handlung bewegen soll, entsteht Zufriedenheit, wenn unsere Bedürfnisse auf Dauer weitestgehend befriedigt werden. Wiederholt sich das erfahrene Glück zu oft, kommt es zu einem Paradoxon, die Intensität der Wirkung lässt nach. Ganz ähnlich wie bei einer Suchterfahrung, brauchen wir zum Glücksempfinden dann immer höhere Dosen von Dopamin, einem Botenstoff, der im Gehirn ausgeschüttet wird, um uns in diesen Zustand zu bringen. Das erzeugt letztlich Stress und macht uns unzufrieden, denn es ist anstrengend, ständig Glücksgefühle zu produzieren.[20]

WIE ERLANGEN WIR ZUFRIEDENHEIT?

Um längerfristig tiefe Zufriedenheit, diesen Zustand von innerem Frieden, zu erlangen, geht es in erster Linie darum, die eigenen Gefühle und Bedürfnisse zu analysieren. Wir müssen uns selbst kennenlernen, herausfinden, wie wir ticken, und besonders unsere unbewussten Anteile mehr und mehr ans Licht holen, sie ansehen, annehmen und integrieren. Wie das funktioniert, hast du bereits in Kapitel 2 dieses Buches erfahren.

In einem nächsten Schritt dürfen wir anfangen, unsere Konflikte in der Außenwelt aufzuräumen, also die Beziehungen, die für unser Zufriedenheitsempfinden ebenfalls eine große Rolle spielen, zu entrümpeln. Sehr hilfreich dabei ist die grundlegende Überlegung, welche Beziehungen uns das Gefühl geben, im positivsten Sinne lebendig zu sein.

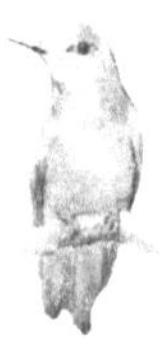

Welche Verbindungen erleben wir grundsätzlich als bereichernd, wertschätzend, liebevoll, raumgebend, uns in unserer Entwicklung förderlich und welche geben uns das Gefühl, ewig in alten Mustern festzuhängen, ohne wirkliches Potenzial für Veränderung?

Im zweiten Fall fühlen wir uns gefangen und bleiben oft nur aufgrund von Schuldgefühlen, mangelndem Selbstvertrauen, Gefühlen von Verbindlichkeit und Verantwortlichsein in der Beziehung, blockieren damit aber das Potenzial für Weiterentwicklung für alle Beteiligten. Sobald wir uns diesen Faktor bewusst machen, kann es gelingen, uns aktiv um gute Beziehungen zu bemühen.

Ein ganz wichtiger Punkt dabei ist Ehrlichkeit. Indem wir zu uns selbst und dann auch zu unserem Umfeld ehrlich sind, lernen zu unseren Gefühlen und Gedanken zu stehen und sie authentisch zum Ausdruck zu bringen (wie dir das gelingen kann, hast du bereits in Kapitel 4 des zweiten Teils erfahren), können wir bislang schwierige, belastende Beziehungen transformieren oder, wo das nicht möglich ist, diese Schritt für Schritt loslassen, um darin blockierte Energie freizusetzen und unserer Zufriedenheit förderlichere Umstände zu erschaffen.

Auch unser berufliches Betätigungsfeld wirkt sich stark auf unser Glücksempfinden, unsere Zufriedenheit und unseren inneren Frieden aus. Und aus diesem Grund ist es sinnvoll, uns mittel- bis langfristig eine Möglichkeit des beruflichen Selbstausdrucks zu schaffen, der für uns stimmig ist, weil er in Resonanz mit unseren Begabungen und Fähigkeiten geht.

Und nicht zuletzt ist, gerade für uns feinfühlige Menschen, zur Steigerung unseres Wohlbefindens und damit einhergehend auch unserer Zufriedenheit die Minimierung von Reizen von nicht zu unterschätzender Bedeutung.

EXKURS: BERUFUNG

Viele zartbesaitete Menschen verfügen über stark ausgeprägte Fähigkeiten im sozialen Bereich, die ihnen bereits in die Wiege gelegt sind. Dennoch entscheiden sich manche bewusst gegen einen sozialen Beruf, weil sie sich schon seit frühester Kindheit auf eine bestimmte Rolle (z. B. des vermittelnden Kindes, des Partnerersatzes) in der Familie festgelegt fühlen und nun ihren eigenen Weg finden und gehen möchten.

Andere hingegen bringen eben jene früh entdeckte Empathie, ihr intuitives Wissen und ihre hohen ethischen Werte stark in ihren Beruf ein und finden so in ihrer sozialen Gabe auch ihre Berufung.

Manchmal fühlt es sich zunächst an wie eine ferne Sehnsucht, ein Gezogensein – so als würde ihnen ihre Intuition eine Botschaft senden, die sie noch nicht klar empfangen können, die aber in ihr Leben möchte.

Einige erreicht diese Botschaft in jungen Jahren und sie beginnen bereits früh, ihre Gabe in einer entsprechenden Ausbildung zu festigen. Andere benötigen Jahre des Ausprobierens, in denen sie die Chance haben, mehr und mehr herauszufinden, was sie tatsächlich erfüllt und mit der Mission ihres Herzens übereinstimmt.

Für mich war mit 18 Jahren klar, was ich studieren wollte – Psychologie. Damals wusste ich noch nicht, dass diese Entschiedenheit in mir mit meiner Vergangenheit zu tun hatte. Es hat mich einfach hingezogen zu diesem Thema und es kam eigentlich nie etwas anderes für mich in Frage. Es hat mich fasziniert, die menschliche Psyche zu ergründen. Ich wollte immer schon verstehen, warum sich Menschen so verhalten, wie sie es tun. Und ich hatte den großen Wunsch, anderen zu helfen.

Als mir meine Motive für meine Berufswahl noch großteils unbewusst waren, habe ich in meinen Beruf nach Bestätigung und Anerkennung gesucht – so, wie ich es in der Kindheit durch den Einsatz meiner Feinfühligkeit ja auch schon getan habe.

Im Lauf der Jahre und mit zunehmender Erfahrung ist mir in diesem Zusammenhang einiges klarer geworden, und ich habe begonnen, alte Muster und Glaubenssätze, die mich über viele Jahre bestimmt hatten, loszulassen. Ich bin darin frei geworden.

Und das bringt mich nun zurück zu dir. Ich möchte dich bitten, dir die folgenden Fragen zu stellen und eine Weile darüber nachzudenken:

- ☐ Was sagt dir deine Berufswahl über dich? Siehst auch du eine Verbindung zu deiner Kindheit?
- ☐ Gibt es (kindliche) Bedürfnisse, die du durch deinen Beruf befriedigst?
- ☐ Erfüllt er dich oder übst du ihn vielleicht nur aus, um deine Existenz zu sichern oder andere zufriedenzustellen?
- ☐ Fühlst du dich frei in dem, was du beruflich tust?
- ☐ Gibt es tief in dir den Wunsch, dich beruflich neu zu orientieren, aber du tust es nicht, aus Angst, du könntest versagen?
- ☐ Wie weit bist du bereit, für deinen Traum zu gehen?

Manchmal haben wir Angst, uns diesen Fragen zu stellen, einfach weil es sein könnte, dass dabei etwas zum Vorschein kommt, das wir uns lieber nicht so genau ansehen möchten; oder dass wir wieder einmal diese unbequeme innere Stimme vernehmen, die uns auffordert, unseren Traum zu leben. Und das würde nun einmal bedeuten, aktiv werden und Veränderungen in unserem Leben vornehmen zu müssen, die uns Angst machen.

Wenn du gerne tiefer in die Thematik einsteigen möchtest, kann ich dir Luca Rohleders Buch „Die Berufung für Hochsensible“ sehr ans Herz legen. Es beschreibt auf kluge, klare und pointierte Weise die Herausforderungen und Stolpersteine auf dem Weg zu einer erfüllten beruflichen Existenz als zartbesaiteter Mensch. Durch einen bewussten Prozess der Auseinandersetzung mit der eigenen Genialität rückt dieses vielleicht schon längst als unerreichbar eingeschätzte Ziel für Leserinnen und Leser wieder in greifbare Nähe.[21]

PRAXISBEISPIEL

Als Georg zu mir in Therapie kam, sah ich vor mir einen jungen Mann, der einerseits höchst eloquent, begabt, sensibel, berührbar, bescheiden, willensstark und mutig war, aber andererseits seine eigentlichen, großen Ziele nicht erreichen konnte, weil er sich durch das ständige Vergleichen mit anderen, vermeintlich erfolgreicheren Menschen dabei selbst im Weg stand.

Seine alten Muster und Prägungen ließen es nicht zu, dass er voller Überzeugung seinem Herzen folgte. Er war überzeugt, dass es nur den einen richtigen Weg gebe, fühlte sich jedoch oft hin- und hergerissen zwischen Verstand und Intuition und hatte so große Angst davor, seinen Weg nicht zu erkennen, dass er nie guten Gewissens eine Entscheidung für sich treffen konnte. Er ging immer davon aus, es könnte auch die falsche gewesen sein.

Aus einem quälenden Leidensdruck heraus hatte er für sich beschlossen, nur noch Vernunftentscheidungen zu treffen und seine Intuition zu ignorieren. Mit dem Verstand konnte er zumindest die Vor- und Nachteile abwägen und sich ausrechnen, was nötig war, um seinem Ziel einen Schritt näher zu kommen. Seine Intuition dagegen schien ihm gar nicht kontrollier- und messbar. Und er beruhigte sich damit, dass schließlich der Großteil der Menschen in seinem Umfeld auch nicht anders vorging. Auch wenn ihn dabei im Lauf der Zeit eine lähmende Traurigkeit überfiel, derer er nicht mehr Herr werden konnte, kam es ihm nicht in den Sinn, dass er diese Traurigkeit empfand, weil er sich von seiner Lebendigkeit, seinem tiefen inneren Wissen, seiner Intuition abgeschnitten hatte.

Das war schließlich auch der Punkt, an dem wir in der Therapie ansetzen konnten. Indem wir uns die Ängste ansahen, die es Georg so schwer machten, seiner Intuition zu vertrauen, konnten wir Prägungen auflösen, die damit in Zusammenhang standen, schon Generationen zurückreichten und die ihn bisher so stark in seinem Glauben an sich selbst und in seiner Freiheit, bewusst zu wählen, eingeschränkt hatten.

Außerdem haben wir uns mit seinem Glaubenssatz beschäftigt, dass er, um erfolgreich zu werden, den einen richtigen Weg finden müsse, der ihn ans Ziel brachte. Sich auszuprobieren und herauszufinden, ob ihm dieser Weg überhaupt gefiel, das erlaubte er sich nicht. Er wusste schon lange, dass er für Großes bestimmt war, ein Wissen, das nicht einem aufgeblähten Ego entsprungen war, sondern einer tiefen inneren Wahrheit entsprach. Und auch ich konnte diese Wahrheit in ihm ganz klar spüren. Er hatte eine Heidenangst, dass er sein Potenzial, seine Gaben und Fähigkeiten verschwenden könne, indem er sich auf den falschen Weg begab.

Als ich ihn fragte, ob tatsächlich nur das Erreichen äußeren Ansehens, Reichtums und Erfolgs für ihn zählte, meinte er, dass er sich letztlich nur wünsche, glücklich und erfüllt zu sein, und dass er glaube, das ihm dies ohne äußeren Reichtum nicht möglich sei.

Da hatten wir nun also die Wurzel seines Problems gefunden: Er hatte seinen Blick so sehr auf eine Zukunft gerichtet, in der er meinte, endlich all das leben zu können, was er sich erträumte, und das so stark mit Glücklichsein assoziiert, dass er sich nicht mehr erlaubt hatte, im Hier und Jetzt, mit dem was er hatte, zufrieden zu sein. Ob ihn aber das Erreichen all des äußeren Erfolgs tatsächlich glücklich machen oder in ihm nur den Wunsch nach noch mehr entfachen würde, das konnte nicht einmal er selbst wissen.

So erklärte ich ihm: Entscheidend ist letztlich der Beweggrund hinter unserem Handeln, nämlich ob wir aus der Fülle oder aus dem Mangel heraus agieren. Wenn wir uns der Fülle im gegenwärtigen Moment bewusstwerden, können wir uns dennoch große Ziele im Leben setzen, wir werden uns allerdings nicht vom Ergebnis abhängig machen, da wir unsere Ziele nicht erreichen müssen, um glücklich zu sein. Denn dann macht uns bereits der Weg dorthin glücklich.

Als Georg für sich die Wahrheit darin erkannte, erlebte er einen Moment des Erwachens. Ihm war klar geworden, dass er bisher einem Gedankenkonstrukt nachgelaufen war und dass es für ihn jetzt nichts anderes zu tun gab, als jeden einzelnen Moment immer bewusster zu erleben und sich zu fragen, was er tun könne, um genau jetzt glücklich zu sein. So horchte er in seinem Inneren danach, was ihn tief erfüllte, was ihn motivierte, morgens aufzustehen, bei welcher Arbeit er sich besonders stark spürte und welche Tätigkeit ihn mit kindlicher Freude erfüllte. Das allein zeigte ihm, ob er sich auf dem richtigen Weg befand.

Um in der äußeren Welt erfolgreich zu sein, setzte er zusätzlich seinen Verstand zielgerichtet ein. Und als er all das erkannt und umgesetzt hatte, lebte er bereits das Leben, das er sich bisher immer erträumt hatte.

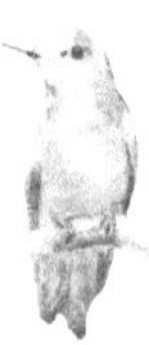

In jedem Moment, in dem wir in Verbundenheit mit unserer Intuition hingebungsvoll ganz aus unserem Sein heraus etwas erschaffen, haben wir unser Ziel bereits erreicht.

Wie kannst du die Lektionen dieses Kapitels nun ganz konkret auf dich und dein Leben anwenden?

Ich erläutere dir jetzt, wie du in 7 Schritten zu mehr Zufriedenheit gelangen kannst.

SCHRITT 1: Achte auf deine Intuition, wann immer sie sich bei dir meldet, und übe dich darin, sie zu erkennen.

Grundsätzlich hilft sie dir, mit möglichst wenig Aufwand, Entscheidungen zu treffen. Die Energie, die du dabei sparst, kannst du in Aktivitäten fließen lassen, die deine Zufriedenheit noch steigern.

Mit der Intuition haben wir uns ja bereits in Kapitel 3 beschäftigt. Wichtig ist mir, hier nochmals zu erwähnen, dass Intuition nicht bedeutet, einem ersten unbedachten Impuls zu folgen, also einer Emotion wie Angst, Wut oder Traurigkeit, die auf alten Mustern, Prägungen oder Glaubenssätzen beruht. Sondern Intuition heißt, in einer Phase des bewussten Innehaltens und der Versenkung in dich selbst und in Übereinstimmung mit deinen Werten aus allen wahrnehmbaren künftigen Entwicklungen mit all ihren Potenzialen jene auszuwählen, die für deinen weiteren Lebensweg die lohnendste ist.

SCHRITT 2: Übe dich in Achtsamkeit.

Auch wenn deine Intuition dir ein wunderbarer Wegweiser ist, kann es dennoch passieren – vor allem wenn noch ungelöste kindliche Prägungen in dir aktiv sind –, dass du dich in den Fallstricken deiner Vergangenheit verlierst. Immer wieder einmal einen Schritt (real oder nur in der Vorstellung) zurückzutreten und wie von außen zu beobachten, was sich in dir oder um dich herum gerade abspielt, kann dir genau die Zeit verschaffen, die du brauchst, um wieder klarer zu sehen und beurteilen zu können, ob jetzt deine Intuition oder doch eher ein altes Muster in dir aktiv war.

SCHRITT 3: Gib so früh wie möglich dein Streben auf, perfekt sein zu wollen.

Gerade zartbesaitete Menschen neigen zu Perfektionismus. Aber je eher du erkennst, dass dir Perfektion lediglich dazu dient, eine tiefe Emotion der Unzulänglichkeit und ein Bedürfnis nach Kontrolle hinter einer Maske aus Brillanz zu verbergen, umso rascher wirst du mit ungeahnter Zufriedenheit belohnt.

> JE EHER DU DER REALITÄT INS AUGE SIEHST UND ERKENNST, DASS DU – WIE ALLE MENSCHEN – MITTELMÄSSIG, FEHLERHAFT UND DURCHSCHNITTLICH BIST, EINFACH WEIL DU EIN MENSCH BIST, UMSO RASCHER KANNST DU ANSPRÜCHE UND VORSTELLUNGEN, DIE DU AN DICH SELBST UND ANDERE MENSCHEN HAST, HINTER DIR LASSEN UND IMMER AUTHENTISCHER WERDEN.

Und das bedeutet nun nicht, dich klein zu halten und ob deiner Durchschnittlichkeit in tiefe Selbstzweifel zu verfallen. Du bist trotz deiner Mittelmäßigkeit mit einer oder mehreren besonderen Gaben gesegnet, die dich aus der Masse emporheben, die deine Individualität widerspiegeln und die du zur Vollkommenheit entwickeln darfst. Gerade du als feinfühliger Mensch strebst Vollkommenheit, also einen Zustand vollendeter Harmonie, in einem inneren oder äußeren kreativen Schaffensprozess an, das liegt in deiner Natur. Diese Vollkommenheit spiegelt sich in dir in einem Gefühl von Erfüllung, Zufriedenheit, reinem Glücksempfinden wider, weil du dein wahres Selbst darin zum Ausdruck bringst (siehe auch Kapitel 3, Teil II über Flow), und unterscheidet sich dadurch auch von Perfektion.

SCHRITT 4: Deine Gefühle heißt es zu erkennen, anzusehen, anzunehmen und zu integrieren.

Die Annahme der eigenen Gefühle – vor allem jene des aggressiven Typs – ist einer der wichtigsten Schritte auf dem Weg zu mehr Zufriedenheit und Erfüllung. Auf diese Weise findest du (zurück) zur Selbstbestimmung, kannst deine Wirkmächtigkeit und Genussfähigkeit entfalten, indem du dich auf das Wesentliche fokussierst, dir nicht mehr von alten Bedürftigkeiten die Sicht versperren lässt und Momente des Glücks bewusst selbst herzustellen vermagst.

Sobald du dein Unterbewusstsein vom Gestrüpp deiner Vergangenheit befreit hast, wirst du auch in deinen aktuellen Beziehungen zu mehr Zufriedenheit finden.

Und hier gilt: Je mehr förderliche Bekanntschaften und Freundschaften du aufbaust, umso zufriedener wirst du.

SCHRITT 5: Sorge für deinen Körper.

Körperliche Bewegung, eine erfüllte Sexualität, eine auf dich zugeschnittene Form der Ernährung und die Pflege deines Körpers, also ganz allgemein die Befriedigung deiner Grundbedürfnisse, tragen entscheidend zu deiner Zufriedenheit bei. Wohnt doch ein gesunder Geist in einem gesunden Körper, wie schon der römische Dichter Juvenal wusste.[22]

SCHRITT 6: Tauche in Flow-Erfahrungen ein.

Aktives Loslassen, einer der wichtigsten Faktoren für Lebenszufriedenheit, gelingt am besten in Phasen des Flow. Die für die Entstehung dieser äußerst zufriedenstellenden Erfahrung notwendige ausgeglichene, weder über- noch unterfordernde Gefühlslage kannst du einerseits bei wohldosierter körperlicher Aktivität als auch bei geistiger Tätigkeit erreichen. Indem du selbstvergessen in eine Aktivität eintauchst, in der du dich verlieren kannst wie ein Kind beim konzentrierten Spielen, erlaubst du dir ein zeitweiliges Zurücksinken in den Zustand vorgeburtlicher Geborgenheit, der dich beflügelt und mit neuer Energie versorgt. Dies garantiert tiefe Zufriedenheit und Momente unvergleichbaren Glücksempfindens.

SCHRITT 7: Glaube und vertraue.

Einen letzten Faktor möchte ich hier noch erwähnen, der zwar oft nicht mehr als zeitgemäß betrachtet wird, aber dennoch einen hohen Stellenwert im menschlichen Streben nach Zufriedenheit einnimmt: der Glaube.

Ob du nun einer kirchlichen Gemeinschaft angehörst oder eine andere für dich stimmige Form der Spiritualität lebst, es wurde in diversen psychologischen Studien nachgewiesen, dass ein tiefer Glaube und das damit einhergehende Vertrauen in uns selbst und das Leben sowie das Gefühl der Zugehörigkeit zu einer Gemeinschaft die Lebenszufriedenheit steigern und lebensverlängernd wirken können.[23, 24]

Gut gemacht!

Zum Abschluss tu dir Gutes und belohne dich bewusst für deine Bereitschaft, diese 7 Schritte für dich zu gehen.

Falls es dir schwerfällt, die Übung zu beginnen oder auch dabeizubleiben, und deine Motivation droht, verloren zu gehen – denke daran, warum du all das tust. Was ist von so großem Wert für dich, dass du bereit bist, deine alten Muster und Prägungen über Bord zu werfen und Veränderung anzustreben?

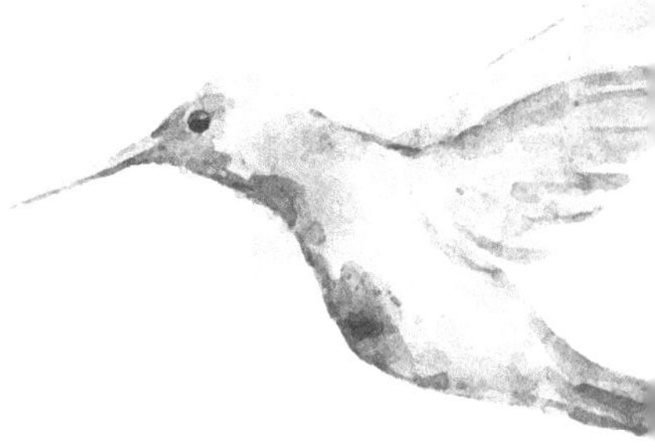

8

ÜBE DICH IN DER KUNST DES NICHTSTUNS

Lernen ist tägliches Mehren.
Die Übung des Tao ist tägliches Mindern.
Mindern und wieder mindern bis zum Nichtstun.
Wenn nichts getan wird, bleibt nichts ungetan.

Wahre Meisterschaft wird dadurch erlangt,
den Dingen ihren Lauf zu lassen.
Sie wird nicht durch Einmischen erlangt.

Wann weißt du für dich, dass es Zeit ist, innezuhalten und dem nachzuspüren, was du gerade getan hast?

Viel zu oft schaffen wir ohne Unterlass – ohne uns eine Pause zu gönnen und uns zurückzulehnen. Manchmal sollten wir in uns gehen, um Klarheit darüber zu bekommen, was wir erreicht haben, und ob es auch noch das ist, was wir erreichen wollten.

Oft vermeiden wir diese Pausen auch bewusst, denn sie können Angst machen. Wir könnten entdecken, dass der Weg, den wir die letzten Wochen, Monate oder Jahre gegangen sind, eigentlich nichts mehr damit zu tun hat, wer wir sind oder sein möchten. Und anstatt uns mutig neu zu orientieren, uns unserer Angst zu stellen und Frieden mit ihr zu schließen, sie anzunehmen als Warnschild, dass wir den uns zugedachten Weg verlassen haben, setzen wir uns erneut Scheuklappen auf und gehen die ausgetretenen, aber bekannten Pfade weiter, auf denen vielleicht schon Generationen vor uns gegangen sind.

Was wir spüren, ist möglicherweise ein immer stärker werdendes Gefühl von Trägheit, fehlender Inspiration, Freudlosigkeit, nicht erklärbarer Traurigkeit, Wut, Verzweiflung bis hin zu Lebensüberdruss.

Was es nun braucht, ist manchmal eine Krise, manchmal aber auch nur einen Satz aus dem Mund eines Freundes, der es geschafft hat, allen Widrigkeiten zum Trotz auf die Bremse zu treten und sein Leben von Grund auf neu auszurichten. Und dieser eine Satz kann plötzlich Klarheit in unserem Kopf schaffen, wenn wir bereit sind, ihn zu hören. Dieser Satz kann den ständig plappernden, nörgelnden, ängstlichen Verstand zum Schweigen bringen, so dass ein Raum entstehen kann für Neues. In diesem Raum kann sich dieser Satz ausdehnen und mit anderen Erinnerungsfetzen zusammenfügen, die lange Zeit achtlos zur Seite gefegt wurden, weil sie anscheinend wertlos und nicht mit dem aktuellen Lebensentwurf vereinbar schienen. Und dennoch sind sie nicht verloren gegangen, haben wir tief in uns gespürt, dass sie noch von Bedeutung sein würden, und sie zwar gut in unserem Unterbewusstsein versteckt, aber nie vollständig gelöscht.

Nun kann im besten Fall ein Erwachen stattfinden. Wir erkennen schlagartig all das, was eigentlich schon lange nicht mehr zu unserem Leben gehört und woran wir nur aus Gewohnheit oder Angst festhielten.

Und dann kann das Pendel in die andere Richtung schwingen, von der Außenorientierung zur Hinwendung nach Innen. Denn auf jede Phase der Aktivität sollte eine Phase der Ruhe, des Innehaltens, der Kontemplation folgen, um über das Erreichte nachzudenken und Kraft zu sammeln für neue Schritte, die mit unserem Lebensplan übereinstimmen. So wird eine unbändige Schöpferkraft freigesetzt, die uns aus unseren alten Gewohnheiten in ein authentisches, selbstbestimmtes Leben katapultiert. Diese Veränderung ruft zu Beginn möglicherweise Unsicherheit, Zweifel und Ängste hervor, doch dann besiegeln die gewonnene Freiheit, der neue Lebensmut und die sinnstiftende Inspiration schließlich den Bund, den unsere Seele zu Anbeginn der Zeit mit dem Leben geschlossen hat.

ZUSTAND DES LOSLASSENS

Müßiggang ist gesund und macht intelligent, das wusste auch Oscar Wilde, als er in seinem Essay „The Critic as Artist“ (1890)[25] das Nichtstun zum eigentlichen Ideal erhoben hat:

Handeln … die Zuflucht jener, die sonst keine Aufgabe haben … Es beruht auf Fantasiemangel. Es ist der letzte Ausweg derer, die nicht zu träumen verstehen … Alles Tun ist begrenzt und relativ. Unbegrenzt und absolut ist die Schau dessen, der ruht und beobachtet, der in der Einsamkeit wandelt und träumt … So völlig beherrscht die Tyrannei dieses schrecklichen gesellschaftlichen Ideals die Menschen, dass sie einen mit lauter Stimme fragen: „Was treibst du?“ während doch die Frage „Was denkst du?“ die einzige ist, die ein zivilisiertes Wesen je einem anderen zuflüstern dürfte. … Kontemplation gilt in den Augen der Gesellschaft als schwerste Sünde, in den Augen der Höchstkultivierten ist sie die einzige menschenwürdige Beschäftigung … Gestatte mir nun die Bemerkung: Gar nichts zu tun, das ist die allerschwierigste Beschäftigung auf dieser Welt, die schwierigste und die intellektuellste … Um nichts zu tun, lebt der Auserwählte.

Das kontemplative Leben, jenes Leben, das sich nicht das Handeln, sondern das Sein und nicht nur das Sein, sondern das Werden zum Ziel gesetzt hat – das ist es, was der kritische Geist uns geben kann. Die Götter leben so …[26]

Doch obwohl dieses Wissen bereits Jahrhunderte alt ist, wird Nichtstun dennoch meist mit Faulheit, Unfähigkeit oder Desinteressiertsein gleichgesetzt. Trotz dieser Vorbehalte, um nicht zu sagen Vorurteile, können wir in diesem Zustand des Loslassens, denn nichts anderes ist Nichtstun letztlich, ein Gespür für die wirklich wichtigen Dinge im Leben bekommen.

So herausfordernd es scheinen mag, mit unserer Lebenszeit umgehen zu lernen und das richtige Maß an Aktivität einerseits und Passivität andererseits zu finden, so dürfen wir uns doch auch klarmachen, wie im Vers des Tao Te King beschrieben, dass nichts ungetan bleibt, wenn nichts getan wird.

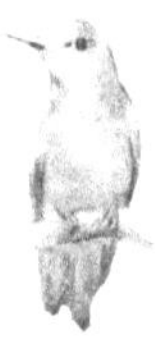

Momente oder auch Phasen des Müßiggangs sind keine verlorene Zeit, wie so oft befürchtet wird. In dieser Zeit tanken wir Energie, und dies steigert letztlich unsere Effizienz.

Gerade weil in den Phasen des „Faulenzens" unser Körper, unsere Psyche und unser Geist zur Ruhe kommen und wir die durch Stress entstandene Anspannung loslassen können, werden wir energiegeladener und kreativer und damit auch zugewandter und empathischer im Umgang mit anderen Menschen.

PRAXISBEISPIEL

Bis vor nicht allzu langer Zeit hat sich mein Klient Sebastian sofort ein schlechtes Gewissen gemacht, wenn er sich auch nur einen Moment etwas Ruhe gegönnt hatte. Er hat aus dem tiefen Bedürfnis heraus, sich und andere Menschen verstehen zu wollen, während seiner 12-jährigen universitärer Aus- und Weiterbildung zum Theologen und Philosophen sich unheimlich viel Wissen angeeignet, weil er sicher war, dadurch irgendwann einmal Frieden in sich zu finden.

Er hat jedes neue Konzept, jede neue Theorie verschlungen, sie gelernt, angewandt und letztlich enttäuscht wieder ad acta gelegt. Diese Sisyphus-Arbeit ließ sein theoretisches Wissen immer breiter, die Liste seiner Ausbildungen immer länger und ihn selbst immer hoffnungsloser werden auf seiner Suche nach Erlösung. Für ihn war Lernen ein tägliches Mehren und mit jedem Mehr wurde der Widerstand und das Gefühl der Aussichtslosigkeit größer.

Doch in unserer gemeinsamen Arbeit gab es einen Moment, in dem er plötzlich dieses tiefe innere Wissen verspürte, dass seine Suche zu Ende war. Wir hatten bereits vor Monaten damit begonnen, uns intensiv mit der Lehre von Eckhart Tolle zu beschäftigen. Sein Buch mit dem Titel „Jetzt“ hatte Sebastian bereits seit 10 Jahren in seinem Bücherregal stehen – damals hatte er es auf Empfehlung gekauft und kurz hineingelesen, dann aber weggestellt. Er konnte nicht ahnen, welchen Stellenwert es 10 Jahre später in seinem Leben bekommen sollte. Hatte er das Buch früher als schwere Kost empfunden und aus diesem Grund seinen Inhalt nicht weiterverfolgt, so hatte es bei ihm nun „Klick“ gemacht. Es waren für ihn nicht mehr die Worte an sich von Belang – so bemerkenswert und zutiefst weise sie auch sind –, sondern die tiefere Essenz der Texte hatte einen Widerhall in seinem Inneren gefunden. Er spürte plötzlich, worum es dem Autor wahrlich ging, und er konnte sich für die Magie des Augenblicks öffnen. Er hatte mit einem Mal verstanden, was ihm sein jahrelanges Studium von Theorien nicht ermöglicht hatte, und sich so endlich gefunden. Er war berührt von den Worten eines Menschen, die geschöpft aus der tiefsten Quelle unserer kollektiven Weisheit Türöffner sein können für eine Wahrheit, die wir alle in uns tragen.

Sebastian hatte verstanden, dass es nicht um mehr, sondern um weniger geht – und darum, dieses Weniger wieder in sich zu finden: weniger in der Außenwelt tun, weniger auf der Suche sein, weniger von allem. Was dann noch bleibt, ist, sich zurückzubesinnen auf den Zustand reinen Seins. Und das hat ihm zunächst große Angst gemacht, weil es bedeutet hat, sich von allen Ablenkungen in der Außenwelt zu lösen und sich einem Ort in sich zu öffnen, an dem es nichts zu tun gibt.

Ich erinnere mich noch, dass er mir davon erzählte, wie er das erste Mal mit dieser Intention auf dem Sofa lag, eine Kerze angezündet und sich ganz hingegeben hat – den Gefühlen, Gedanken und Handlungsimpulsen, die hochgekommen sind, und die er einfach nur beobachtet hat, im Versuch, nicht zu werten, nicht zu verdrängen, aber auch nicht einzusteigen in das bunte Treiben seines Verstandes. Und er war erstaunt, dass nichts Schlimmes passierte. Denn genau davor hatte er sich am meisten gefürchtet, selbst wenn er nicht benennen konnte, was denn seines Erachtens hätte passieren können. Sein Verstand musste plötzlich die Kontrolle abgeben, etwas, das er in den letzten Jahrzehnten mit allen Mitteln zu verhindern versucht hatte.

Die Phasen des „Nichtstuns“ wurden im Lauf der Zeit länger, und Sebastian konnte sie zunehmend leichter in seinen Alltag integrieren und mit ihnen das Gefühl von Ruhe, Angekommensein und tiefem Frieden. Diese Erfahrung war so überwältigend, dass sie ihm Tränen der Dankbarkeit und des Glücks in die Augen steigen ließ. Seine größte Sehnsucht war in Erfüllung gegangen.

Durch die Abwendung vom oft zwanghaften Tun in der Außenwelt und die Bewusstwerdung seines inneren Kerns –

diesem Ort der Präsenz, tiefen Liebe und der Verbundenheit mit allem, was ist –, durfte er die wichtigste Lektion in seinem Leben lernen.

Er hat erkannt, dass er vertrauen darf, dem Leben, seiner tiefen inneren Weisheit, seiner Intuition, und vor allem, dass alles genau so, wie es ist, perfekt ist, dass alles bereits da ist und er nur noch den Schleier loslassen muss, um die volle Schönheit und Erhabenheit der Schöpfung im Inneren wie im Äußeren zu erkennen.

Sebastian hat gelernt, dass er den Dingen ihren Lauf lassen darf, ohne Eile und ohne sich einzumischen. Seine Aufgabe dabei ist es lediglich, offen zu bleiben, und zu empfangen, was sich ihm zeigt, in diesem Zustand des Seins, der Stille und Verbundenheit, und erst wenn es an der Zeit ist, seinen Impulsen zu folgen und zu handeln. Aber nicht aus einem überaktiven und übereifrigen Geist heraus soll er agieren, sondern mit der Ruhe und Besonnenheit eines weisen, wissenden Menschen, der das Antlitz seines wahren Selbst geschaut hat.

Und so wie Sebastian erkannt hat, dass er sich dem Fluss des Lebens im Sinne einer Entschleunigung im Äußeren wie auch im Inneren anvertrauen darf, so darfst auch du mehr und mehr zur Gewissheit finden, dass weniger in so vielen Lebensbereichen tatsächlich mehr ist.

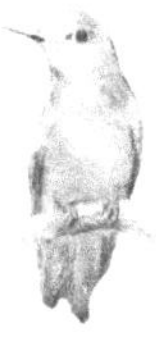

Indem du dir die Zeit gibst, dich auf deine innere Weisheit, deine persönliche Wahrheit zu besinnen, und dir auch im Äußeren Oasen der Ruhe erschaffst, findest du zu deinem dir ganz eigenen Tempo und damit den Zugang zu einem für dich stimmigen Lebensrhythmus.

Wie kannst du die Lektionen dieses Kapitels nun ganz konkret auf dich und dein Leben anwenden?

Ich erläutere dir jetzt, wie du in 5 Schritten zur Entschleunigung in deinem Lebens beitragen und damit eine Grundvoraussetzung für mehr Energie, Kraft, Resilienz und Wohlbefinden in deinem Leben schaffen kannst.

SCHRITT 1: Halte inne. Höre nun einmal auf weiterzulesen und beobachte, was du wahrnimmst: die Beschaffenheit des Buches, das du in Händen hältst; Geräusche, die deine Aufmerksamkeit auf sich ziehen; Gedanken, die dir gerade durch den Kopf gehen; deine Körperhaltung und Körperempfindungen ...

Vermutlich erlebst du gerade eine ganze Menge, was dir sonst gar nicht auffällt – spannend, wie viel in solchen Momenten des Nichtstuns tatsächlich passiert. Und plötzlich fühlt es sich gar nicht mehr an wie Nichtstun, oder? Du erweiterst in diesem Moment dein Wahrnehmungsfeld, indem du innehältst und so den unzähligen Reizen um dich herum mehr Beachtung schenken kannst.

Baue diese Momente der ruhigen Achtsamkeit mehr und mehr in deinen Alltag ein.

SCHRITT 2: Erstelle dir eine Liste mit all den Dingen, die du beginnend mit dem Aufstehen den ganzen lieben Tag lang so tust. Nimmst du dir Zeit für jede einzelne Aufgabe und bist du präsent, während du sie ausführst, oder ist es oft so, dass du am Abend gar nicht mehr so genau weißt, was du während des Tages alles gemacht hast, einfach weil du vieles gleichzeitig tust, ohne gedanklich wirklich dabei zu sein? Mach dir bewusst, dass du in diesen Momenten „abwesend bist“ – eine Form des gedanklichen Abschaltens, damit es dir nicht zu viel wird. Es wird allerdings trotzdem zu viel, nur merken wir es im besten Fall oft erst dann, wenn uns unser Körper erste Signale sendet.

Versuche einen Tag lang, dich bewusst auf eine Tätigkeit nach der anderen zu konzentrieren, und nimm dir dazwischen immer wieder einen Moment Zeit, um innezuhalten und in dich hineinzuhören. Dehne diese Übung gerne auch auf längere Zeitspannen aus, wenn du den entschleunigenden Effekt noch steigern möchtest.

SCHRITT 3: Verbinde dich mit deinen fünf Sinnen. Wir wollen mit deinem Tastsinn beginnen, weil es der Sinn ist, mit dem die meisten Menschen am leichtesten in Verbindung treten können. Wenn du z. B. das nächste Mal duschst, nimm ganz bewusst die Empfindung des Waschlappens auf deiner Haut, das herabfließende Wasser und den Schaum auf deiner Haut wahr.

Konzentriere dich im Weiteren auf drei Geräusche in deiner Umgebung. Höre, ohne zu urteilen, und wenn du wahrnimmst, dass du gerade geurteilt hast, dann kehre einfach zurück zum Hören. Lenke deine Aufmerksamkeit auf deinen Sehsinn. Welche drei Objekte nimmst du in deiner Umgebung wahr? Betrachte sie achtsam und bleibe in der Bewertungslosigkeit, so gut es eben gelingt. Genauso verfährst du mit dem Riechen und dem Schmecken.

Auf diese Weise lernst du wieder die außergewöhnlichen Freuden in gewöhnlichen Momenten des Nichtstuns zu würdigen und zu genießen. Es ist erstaunlich, welche farbenfrohe, geschmacksintensive, lebendige Welt sich dir in solchen Momenten erschließt.

SCHRITT 4: Halte dich so oft wie möglich in der Natur auf. Hier kannst du die Kunst des Nichtstuns in Aktion erleben. Die Pflanzen- und Tierwelt bemüht sich nicht aktiv darum, sich zu entwickeln, zu wachsen und zu gedeihen. Es geschieht einfach. Dabei steht das Leben im Vordergrund, mit allem, was es in diesem Moment gerade braucht. Sei wie der Baum, der sich dem Wind, dem Regen und dem Lauf der Dinge einfach hingibt. Oder sei wie der Fuchs, der scheinbar untätig in der Sonne liegt, um dann plötzlich aufzuspringen und sich das Mäuschen zu schnappen, das neben ihm vorbeigelaufen ist. Erkenne, wann es Zeit ist zu handeln, erkenne aber auch, wann es Zeit ist, loszulassen, dich mit dir zu verbinden und einfach nur zu sein.

SCHRITT 5: Übe das Nichtstun gerne auch mit deinem Partner oder einem Freund. Verbringt Zeit miteinander, ohne zu sprechen oder einer gemeinsamen Aktivität nachzugehen. Was zu Beginn befremdlich wirken mag, kann zu einer lustvollen Übung im gemeinsamen All-ein-sein werden. Tauscht euch im Nachhinein über eure Erfahrungen aus.

Wenn nichts mehr zu tun ist, was kannst du also tun?

> IN MOMENTEN DES NICHTSTUNS WIRD UNSERE WAHRNEHMUNG FÜR UNS UND DAS LEBEN UM UNS HERUM DEUTLICH GESCHÄRFT.

So können wir anschließend, ganz im Sinne von „Wie herrlich ist es, nichts zu tun, um dann vom Nichtstun auszuruhen“[27], die Früchte des Prozesses von Loslassen und Zulassen genießen.

Gut gemacht!

Zum Abschluss tu dir Gutes und belohne dich bewusst für deine Bereitschaft, diese 5 Schritte für dich zu gehen.

Falls es dir schwerfällt, die Übung zu beginnen oder auch dabeizubleiben, und deine Motivation droht, verloren zu gehen – denke daran, warum du all das tust. Was ist von so großem Wert für dich, dass du bereit bist, deine alten Muster und Prägungen über Bord zu werfen und Veränderung anzustreben?

9

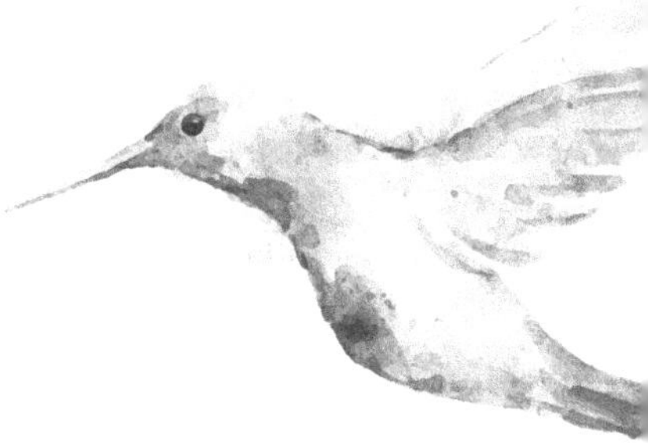

AKZEPTIERE DEN TOD

Zwischen Geburt und Tod gestellt,
folgen drei von zehn dem Leben
und drei von zehn dem Tod.
Menschen, die nur von Geburt zum Tode schreiten,
sind auch drei von zehn.

Weshalb ist das so?
Weil sie sich ans Leben klammern
und hängen an der vergänglichen Welt.

Doch einer von zehn, sagt man, ist des Lebens so
sicher, dass Tiger und Nashorn fernbleiben.
Waffen wenden sich ab von ihm auf dem
Schlachtfeld, Nashorner finden keine Stelle,
ihr Horn in ihn zu stecken, Tiger keinen Ort
für ihre Tatzen und Soldaten keine Stelle,
ihre Klingen hineinzustechen.

Weshalb ist das so?
Weil er an jenem Ort weilt,
in den der Tod nicht eintreten kann.

Erkenne deine Essenz,
und du wirst dem Ende beiwohnen, ohne zu enden.

Am Ende unserer gemeinsamen Reise möchte ich mich der letzten Station widmen, an der wir alle im Leben früher oder später ankommen – dem Tod bzw. dem Prozess des Sterbens.

TOD ALS BEDROHUNG

Wenn ich dich frage, welches Verhältnis du zum Tod hast, wirst du möglicherweise antworten: „Welches Verhältnis soll ich zum Tod schon haben – ich versuche, mich möglichst nicht damit auseinanderzusetzen, und wenn ich doch irgendwie damit konfrontiert werde, verdränge ich diese Erfahrung so schnell wie möglich wieder, in der Hoffnung, dass es doch eher die anderen betrifft, aber nicht mich oder meine Lieben."

Wir sehen im Tod oft etwas Bedrohliches. Mit ihm in Verbindung bringen wir Krankheit, körperliche wie emotionale Schmerzen, das Gefühl von Verlust, Trauer, Wut, Unverständnis und Hoffnungslosigkeit. Je nach unserer Kultur und Tradition glauben wir vielleicht an ein Leben nach dem Tod, an Himmel und Hölle, Karma, Bestrafung für unsere Sünden und ein Jüngstes Gericht. Oder wir glauben daran, nur dieses eine Leben zu haben, und sind überzeugt, dass wir nach dem Tod aufhören werden zu existieren. Doch letztlich sind diese Gedanken alle nur philosophischer Natur, denn beweisen können wir sie nicht.

NAHTODERFAHRUNGEN AUS WISSENSCHAFTLICHER SICHT

Auch wenn viele Menschen, die eine Nahtoderfahrung erlebt haben, davon berichten, dass sie nach ihrem klinischen Tod in eine Dimension übergegangen sind, in der es nur noch bedingungslose Liebe gibt, in der keine Getrenntheit, keine Dualität mehr existiert, sondern nur pures, bedingungsloses Sein, so sind es letztlich doch subjektive Aussagen, die auch einfach auf einen neurophysiologischen Vorgang reduziert werden können. In der Neurobiologie werden Nahtoderfahrungen als visuelle Pseudohalluzinationen oder metaphysische Erlebnisse angesehen, die auf eine Schädigung unterschiedlicher Gehirnareale, den Einfluss von halluzinogenen Drogen, Sauerstoffmangel bzw. einen erhöhten CO_2-Spiegel zurückzuführen sind. Vor allem letzterer beeinflusst signifikant die visuelle Wahrnehmung.

Professor Dr. Wolfgang Heide von der Klinik für Neurologie des Allgemeinen Krankenhauses Celle erklärt diesen Vorgang folgendermaßen:

Als Korrelat der Empfindung eines Lichts am Ende des Tunnels nimmt man eine Einengung des Gesichtsfelds auf den besser versorgten fovealen Bereich an. Der visuelle Kortex kann Farb- oder Formillusionen generieren, da Halluzinationen und echte Wahrnehmungen dieselben Hirnregionen benutzen. Nahtoderfahrungen sind kein Blick ins Jenseits, sondern erklärbar durch neurophysiologische Prozesse in einem Gehirn, das in eine lebenskritische Situation gerät.[28]

Über ein mögliches Leben nach dem Tod geben diese Prozesse aus wissenschaftlicher Sicht gesehen keine Auskunft. Für welche Sichtweise wir uns letztlich entscheiden, bleibt also eine Glaubensfrage.

VERDRÄNGUNG DES TODES

Worauf wir im Folgenden allerdings eine Antwort finden können, ist die Frage, was uns den Tod oder den Prozess des Sterbens so gerne verdrängen lässt.

Viele Menschen empfinden den Tod als lebensfeindliches Prinzip, das sie nicht als Teil ihres Lebens betrachten können und wollen. Doch so sehr wir uns auch gegen seine Existenz auflehnen, ändern können wir die Tatsache nicht, dass er sich früher oder später Zugang zu unserem Leben verschaffen wird. Und diese Realität hat letztlich auch etwas sehr Befreiendes und Lebensförderliches an sich. Denn erst wenn wir beginnen, uns mit dem Tod auseinanderzusetzen, entwickeln wir die Bereitschaft, auch dem Leben mit offeneren Armen entgegenzutreten. Später mehr dazu.

Solange wir den Tod aber noch verdrängen und uns einer Art Unsterblichkeitsphantasie hingeben, verliert das aktive Leben für uns an Bedeutung, denn es kann ja alles auf später, morgen oder irgendeine günstigere Gelegenheit verschoben werden. Wir beginnen zu vergessen, dass unser Leben aus einer Aneinanderreihung von einzigartigen Momenten besteht, die so nicht mehr herstellbar sind, und vergessen damit die Kostbarkeit des Augenblicks. Aber unser Unterbewusstsein lässt sich von der tiefen Wahrheit über unsere Endlichkeit und der damit verbundenen großen Angst, die in uns schlummert, nicht ablenken.

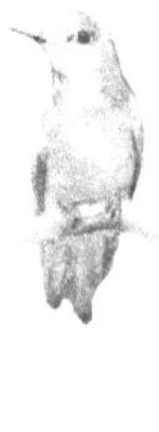

Dieser Angst und der ihr innewohnenden Botschaft heißt es eigentlich, Aufmerksamkeit zu schenken. Denn sie konfrontiert uns mit der Tatsache, dass wir mit dem Versuch, unsere Sterblichkeit zu verdrängen, auch in unzähligen Situationen versäumen, zu leben, zu lieben und zu leiden, also das Leben in all seiner Komplexität und Ganzheit zu erfahren.

„Nicht Angst vor dem Tod macht Sterben schwer – sondern versäumtes Leben“[29], schreibt Alfried Längle. Der eigentliche Grund dafür, warum wir es oft so bereitwillig in Kauf nehmen, unser Leben zu versäumen, liegt in unserem Bedürfnis nach Sicherheit begründet. Und diese vermeintliche Sicherheit verschaffen wir uns, indem wir versuchen, alles zu kontrollieren, was in und um uns herum passiert. Wir glauben, durch Kontrolle mögliche Bedrohungen, Schmerz und Leid verhindern oder zumindest minimieren zu können, beginnen uns letztlich durch die damit verbundenen Einschränkungen aber selbst zu schaden. Unser Leben wird einseitig und ist nur noch auf die Vermeidung von Übel ausgerichtet, anstatt beide einander bedingende Pole unserer Existenz, das Gute und das Üble, Stagnation und Wachstum, Anfang und Ende, Geburt und Tod zuzulassen.

Menschen, die Leid erfahren und sich früher oder später darauf eingelassen, also diese Erfahrung zugelassen haben, berichten sehr oft davon, dass für sie erst dadurch Wachstum und Reifung möglich war.

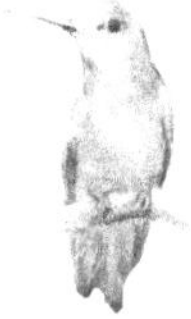

Indem wir den Tod, den Abschied, das Loslassen bereits in die Erfahrung des jetzigen Moments integrieren und damit jeden Augenblick, der vergeht, als kleinen Tod anzusehen lernen, beginnt der Moment und damit das Leben für uns wieder an Wert zu gewinnen.

TIEFERE BEDEUTUNG DES LEBENS

Wenn wir es dann auch noch schaffen, uns auf die unzähligen Augenblicke unseres Lebens nicht nur bewusst einzulassen, sondern ihnen auch tiefere Bedeutung zu verleihen, indem wir ihnen einen individuellen Sinn geben, umso erfüllter wird sich letztlich unser gesamtes Leben anfühlen.

Im Umkehrschluss heißt das nun, dass wir Menschen den Tod zu verdrängen versuchen, solange wir noch keinen wahren Sinn in unserem Leben gefunden haben. Dieser empfundenen Leere, dieser Sinnlosigkeit versuchen wir dann zu entkommen, indem wir all das verleugnen, was sich für uns leer anfühlt. Damit bauen wir weiter an der Nichtigkeit unseres Daseins.

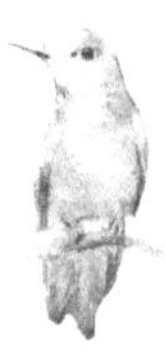

Glücklicherweise lässt sich das Leben aber nicht so einfach auf die Seite schieben. Es kommt uns immer wieder in die Quere – meist dann, wenn wir es am wenigsten erwarten – und erinnert uns manchmal sanfter, manchmal mit voller Wucht daran, dass wir uns mit ihm und unserer Sterblichkeit auseinanderzusetzen haben.

Und damit ist auch die Frage nach unserem „Warum", unserem Lebenssinn verbunden. Sobald wir diesen Sinn gefunden haben, dringt die tiefe Wahrheit der folgenden Worte auch in unser Bewusstsein vor:

„Von Anfang an leben wir endlich!
Dann können wir beginnen, endlich zu leben!"[29]

Zwar werden wir den Tod auch dann noch mit einer gewissen Ambivalenz betrachten, wird er ein Gefühl von Unsicherheit und Beklommenheit in uns auslösen, doch wir haben nun gelernt, mit offenen Augen durchs Leben zu gehen. Mehr können wir nicht tun, und mehr brauchen wir auch nicht zu tun.

VERTRAUEN IN DAS LEBEN

Indem wir also unseren Lebenssinn erkennen, können wir uns auch leichter der Vorstellung öffnen, dass jeder Moment für uns im Grunde einen Abschied bedeutet.

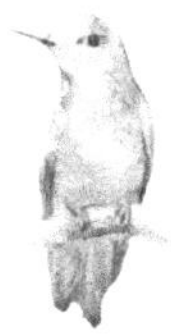

Unser bewusst gelebtes Leben macht es uns möglich, Kontrolle aufzugeben und so jederzeit einem Ende beizuwohnen, ohne zu enden, da wir schon jetzt an jenem Ort weilen, in den der Tod nicht eintreten kann – in der Essenz unseres Seins.

Und diese Einsicht kann uns das Leben in einer nie gekannten Intensität und Schönheit neu erfahren lassen.

In dem Wissen, dass wir unterwegs sind auf einer Reise zu uns selbst, kann es uns gelingen, loszulassen und dem Leben die Führung zurückzugeben. Wir vertrauen dem Leben wieder, weil wir erkannt haben, dass nichts jemals verloren geht, dass wir keiner scheinbar verpassten Gelegenheit mehr nachweinen müssen, da es immer eine neue Chance für uns geben wird, zu wachsen und zu gedeihen, wenn wir uns dafür öffnen. Und in diesem Vertrauen, können wir mutig auf unserem Weg voranschreiten, uns entwickeln. Wir erfahren uns als menschliches Wesen, in dem tief befreienden Gefühl, dass alles gut ist, so wie es ist, und dass wir vom Leben reich beschenkt werden.

Wenn uns das gelingt, wird uns unendliche Erfüllung zuteil, die uns alle unsere Fesseln sprengen lässt. Und indem wir in unsere wahre Größe wachsen, erkennen wir, dass wir bereits jetzt am Ziel angekommen sind, wir sind erwacht zum Bewusstsein des Himmels auf Erden.

DER HIMMEL AUF ERDEN

Um nun noch einmal zum Anfang zurückzukommen – was wäre, wenn die biblische Vorstellung von Himmel und Hölle nach dem Tod auch anders interpretiert werden könnte? Was, wenn es gar nicht darum geht, was nach dem Tod passiert – auch wenn wir uns diesbezüglich eine Meinung bilden dürfen, die uns bestenfalls Schutz und Halt verspricht –, sondern darum, das Konzept von Himmel und Hölle auf unser normales, irdisches Leben umzulegen? Was wenn es genau darum geht, herauszufinden, was es benötigt, damit wir schon jetzt unseren ganz persönlichen Himmel auf Erden erleben können?

Hier schließt sich für mich nun auch der Kreis dieses Buches. Indem wir lernen, uns mehr und mehr von den Fesseln unserer Vergangenheit zu lösen, erkennen wir, dass der Himmel im Grunde ein Zustand ist und kein Ort; und dass wir uns erlauben dürfen, den Himmel, der dieses Leben sein kann, aus erster Hand zu erfahren. Indem wir unsere alten Wunden heilen, entdecken wir die erstaunliche Möglichkeit, den Himmel im Hier und Jetzt erfahren zu können, ohne auf ein mögliches Leben nach dem Tod warten zu müssen.

PRAXISBEISPIEL

Diese Zeilen lassen mich an Jan denken, einen ehemaligen Klienten von mir. Er war aufgrund einer traumatischen Erfahrung, die sein Leben vollkommen auf den Kopf gestellt hatte, zu mir gekommen. Durch einen Autounfall war er vor ein paar Jahren lebensgefährlich verletzt worden. Er lag monatelang auf der Intensivstation, und die Ärzte waren davon überzeugt, dass er für den Rest seines Lebens körperlich sehr stark eingeschränkt sein würde. Aufgrund seines Willens, zu leben und wieder gesund zu werden, ist er aber bis auf ein paar Narben und ein etwas kürzeres rechtes Bein körperlich wieder völlig genesen. Nur seine Psyche war nach wie vor traumatisiert. Er hatte auch Jahre nach dem Unfall keine Erinnerung an die Nacht, in der dieser geschehen war, und musste sich auf Aussagen von Freunden und seiner Partnerin verlassen.

In einem Gerichtsverfahren wurde er für schuldig erklärt. Tief in sich spürte er, dass etwas nicht stimmte, und dies quälte ihn enorm. Im Zuge der behutsamen Bearbeitung seines Traumas kamen langsam Erinnerungsfetzen an die Oberfläche seines Bewusstseins, und so setzte sich im Lauf der Zeit das Mosaik des Unfallgeschehens neu zusammen. Gleichzeitig in Auftrag gegebene Gutachten bestätigten ebenfalls, was er schon länger vermutet hatte – das nicht er selbst, sondern sein Cousin, mit dem er unterwegs gewesen war, den Unfall verursacht und ihm die Tat aus Angst untergeschoben hatte.

Zum Schock, dass alles ganz anders abgelaufen war, als man ihm bislang erzählt hatte, kam nun noch die Enttäuschung, dass ihm jemand, den er so gut kannte, etwas angehängt hatte, das er nicht begangen hatte.

Es war ein langer Prozess, Jan dabei zu begleiten, die Situation so anzunehmen, wie sie war, und seinen Frieden damit zu schließen, sowie sein Vertrauen in sich selbst und in die Menschen seines Umfelds wiederaufzubauen.

Letztlich gelang es ihm, alles Alte loszulassen, um neu anzufangen, und ein großes Geschenk in dieser belastenden Erfahrung für sich zu entdeckten. Er hatte mentale Stärke, Mut, Klarheit, Lebenswillen und tiefe Liebe zu sich und zum Leben entwickelt, wie er es zuvor nicht von sich kannte.

Dadurch begann Jan auch mehr Zufriedenheit zu empfinden, nicht mehr mit seinem Schicksal zu hadern, sondern das Gute darin zu sehen und durch seine veränderte, positive Lebenseinstellung auch sein Potenzial immer mehr zu entfalten.

Er inspirierte andere Menschen, die durch Unfälle körperlich ähnlich beeinträchtigt worden waren wie er, an ihre Genesung zu glauben. Es machte ihm eine unglaubliche Freude, seine Erfahrung mit diesen Menschen zu teilen und dadurch Hoffnung in ihren Augen aufblitzen zu sehen. Das gab ihm einen neuen Lebenssinn, und zu jener Zeit begann er auch, seine Erfahrungen und Gedanken in einem Buch niederzuschreiben, das später tatsächlich viele weitere Menschen inspirieren sollte. So belastend die vergangenen Jahre auch waren, so dankbar ist Jan heute für all die Verzweiflung, Mutlosigkeit, Angst und Enttäuschung, weil er aufgrund dieser Erfahrungen nun noch intensiver leben und lieben kann. Sein Leben hat für ihn einen Wert bekommen, den es vor dem Unfall nicht hatte.

Manchmal ist die Welt um uns herum so wunderschön, dass wir uns von ihr einladen lassen dürfen, kurz innezuhalten und in uns zu gehen. Denn diese Momente erinnern uns daran, was wir verlieren können – eines Tages verlieren werden.

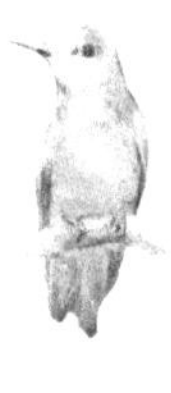

Das Leben wird uns Momente tiefer Lust, Freude und Erfüllung, aber auch Momente von tiefem Schmerz, Leid, Einsamkeit und unerfüllbarer Sehnsucht bereiten. Niemand kann und soll uns davor bewahren. Zu fühlen, zu lieben, unser Herz füreinander zu öffnen und dies auch immer wieder aufs Neue zu riskieren, ist der Motor unseres Daseins.

Wir sind hier, um aufgesaugt zu werden von den Wundern, die uns im Äußeren und im Inneren begegnen, um uns hinzugeben, zu uns selbst zu erwachen, zu erblühen.

Bis wir letztlich alle einmal am Stamm eines Apfelbaums zu sitzen kommen und den Äpfeln, die dabei ihre Süße verschwenden, beim Herunterfallen zusehen. In diesem Augenblick werden wir uns fragen, ob wir so viele davon gekostet haben, wie uns möglich war.

Wie kannst du die Lektionen dieses Kapitels nun ganz konkret auf dich und dein Leben anwenden?

Versuche dir nun in 3 Schritten die folgenden Fragen zu stellen und sei offen für das, was sich dir zeigt.

SCHRITT 1:

a. Gab es Momente und Phasen in deinem Leben, in denen du so glücklich warst und so viel inneren Frieden und Erfüllung empfunden hast, dass du sagen konntest: „Da hatte ich ein erfülltes Leben"? – Warum war das so? Was hat dich und dein Leben so erfüllt?

b. Gab es Momente, in denen du so verzweifelt, mutlos, enttäuscht über dein Leben warst, dass du keinen Sinn mehr darin sehen konntest? – Was hat dir zu dieser Zeit in deinem Leben gefehlt, dass du es als leer und sinnlos empfunden hast?

c. Empfindest du dein Leben als erfüllt, wenn du das Gefühl hast zu leben, zu lieben und zu leiden – also in schönen wie in belastenden Momenten authentisch ganz du zu sein?

SCHRITT 2:

a. Habe ich heute Freude, Zuneigung, Hingabe, Achtsamkeit, Liebe erfahren und geben können?

b. Habe ich mich heute im Fluss gefühlt, mit Freude hingegeben an eine Aufgabe?

c. Habe ich mich heute für etwas eingesetzt, bin ich für etwas eingestanden, das mir wirklich am Herzen liegt?

d. Welche Gelegenheiten habe ich genutzt, welchen Impulsen bin ich gefolgt, welche habe ich verstreichen lassen? Was möchte ich morgen anders machen?

SCHRITT 3:

a. Wofür ist diese Zeit genau richtig? Was kann ich genau jetzt tun, was ich schon längst tun wollte?

b. Wofür ist jetzt die beste Zeit, um all die Erfahrungen, die ich bis zu diesem Moment gesammelt habe, sinnvoll einsetzen zu können?

c. Wofür ist jetzt höchste Zeit? Was schiebe ich schon so lange unerledigt vor mir her, weil es mir unangenehm ist, obwohl ich weiß, dass ich im Erledigen Frieden finden werde? (In Anlehnung an Alfried Längle[29])

Gut gemacht!

Zum Abschluss tu dir Gutes und belohne dich bewusst für deine Bereitschaft, diese 3 Schritte für dich zu gehen.

Falls es dir schwerfällt, die Übung zu beginnen oder auch dabeizubleiben, und deine Motivation droht verloren zu gehen – denke daran, warum du all das tust. Was ist von so großem Wert für dich, dass du bereit bist, deine alten Muster und Prägungen über Bord zu werfen und Veränderung anzustreben?

EPILOG

I

Lass dich ein auf die Momente deines Lebens,
die dir in ihrer Intensität den Atem rauben.

Labe dich an ihrer Fülle, ihrer Schönheit, ihrer Kraft.

Lass dich ein auf die Momente deines Lebens,
die dir in ihrer Intensität den Atem rauben.

Gehe in den Schmerz, die Wehmut, die gefühlte Leere,
die aus den Tiefen deiner Seele ans Licht drängen.

Indem du dich auf das Leben einlässt,
lässt du dich auf deine Lebendigkeit ein.

Indem du annimmst, was das Leben mit dir vorhat,
indem du dich ihm öffnest in all seinen Facetten,
bleibt die Zeit für dich stehen …
in diesen Momenten spürst du
einen Hauch von Ewigkeit.

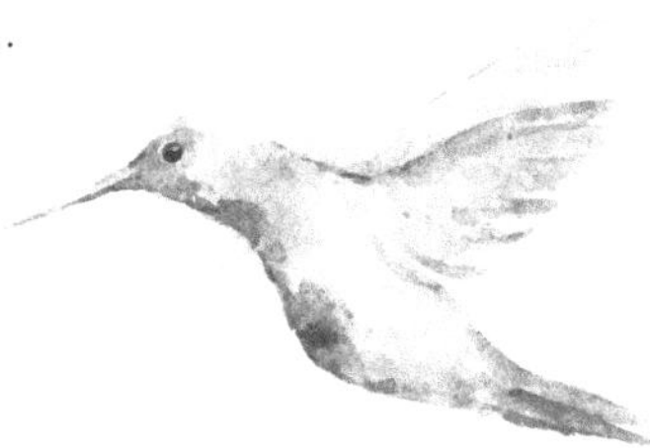

II

Die Strahlen der Herbstsonne, die das Gesicht berühren,
wie die Flügel eines Engels, zart und behutsam,
die die Wangen erröten und uns innerlich
vor Wonne erschaudern lassen.

Das Geräusch des Wassers … dieses Glucksen,
das an das leise Lachen eines Kindes erinnert.
Wie aus einer fernen Zeit steigen dabei Erinnerungen
hoch an die Wünsche, Träume, Phantasien,
die wir als Kinder hatten.
Verwirklicht oder nicht haben sie ihr Zuhause in
unserem Herzen gefunden, aufgeweckt aus ihrem
Schlummer durch ein Berührtwerden im Außen.

Durch den Hauch des Windes,
der einen fast vergessenen, liebgewonnenen Geruch
an uns heranträgt aus dem fernen Land
der Vergangenheit.

Durch die Hand des Geliebten, dessen Berührung
uns in Erinnerung ruft, wie es war, bedingungslose,
pure Liebe zum Leben, absolute Freiheit, Leidenschaft
und Faszination beim Eintauchen in die sinnlichen
Freuden des Kindseins zu erfahren.

Durch die Farbexplosion der späten Rosen,
deren sprühendes Leuchten, Glühen und Schimmern
im Sonnenlicht unsere Sinne betört
und an die Kostbarkeit des kindlichen Glaubens,
an die Magie des Lebens erinnert.

Indem wir uns berühren lassen von der Freude des
Augenblicks, von der Schönheit des Moments,
indem wir wieder lernen,
mit allen Sinnen wahrzunehmen und zu leben,
ehren wir gleichzeitig die Geschenke unserer Kindheit,
lassen die Magie der Vergangenheit wieder
auferstehen ... jene Kraft, die das Leben mit
Zuversicht, Liebe und Demut erfüllt.

III

Es gibt Menschen, die berühren etwas in dir.

Durch ihr Wesen öffnet sich dein Herz.

Und wie eine zarte Rosenknospe erblüht die Liebe.

Gespiegelt in ihrer Schönheit,
ihrer Grazie, ihrer Sanftmut,
ihrer Würde, ihrer Aufrichtigkeit,
erkennst du dich selbst,
in deiner ganzen Tiefe.

Du hast nach Hause gefunden.

Nach dem Lesen dieses Buches kannst du dir nun selbst dieser Mensch sein, kannst dich einlassen auf den Moment, kannst ihn genießen in all seiner Schönheit, seiner Kraft.

Du kannst dich einlassen auf das Leben und damit auch auf alten wie neuen Schmerz; kannst ihn da sein lassen, ihn ansehen und dich darin annehmen, um ihn letztlich zu transformieren und dadurch Vertrauen zu finden in die Weisheit des Lebens und damit in dich selbst – bist du doch Verkörperung und Ausdruck von Lebendigkeit und Liebe, in der Tiefe deines Seins.

Indem du lernst, die Fesseln deiner Vergangenheit loszulassen, findest du dich selbst.

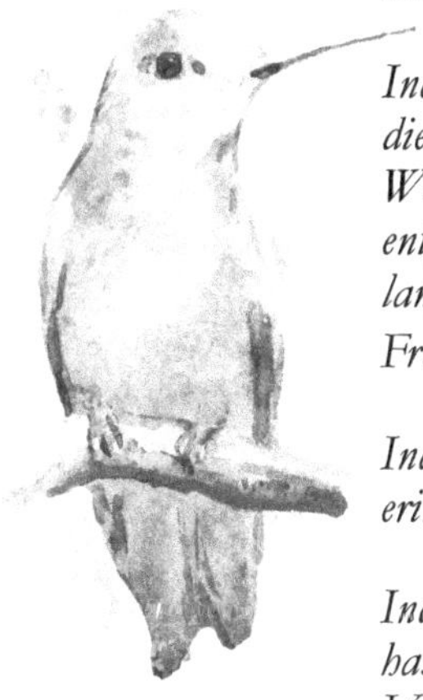

Indem du deinem inneren Kind und damit dir selbst die Aufmerksamkeit, Liebe und Zuwendung, die Wertschätzung, den Respekt und das Vertrauen entgegenbringst, nach denen du dich schon so lange sehnst, findest du zurück zu deiner inneren Freiheit, deiner Leidenschaft, deiner Sinnlichkeit.

Indem du dich an die Magie deiner Kindheit erinnerst, findest du zurück zur Magie des Lebens.

Indem die Selbstliebe in deinem Herzen erblüht, hast du alles was du brauchst, um dich an deine Vollkommenheit zu erinnern. Denn das bist du, deine eigene vollkommene Schöpfung.

Mit den Inhalten dieses Buches hast du das notwendige Rüstzeug, um dir deiner Flügel wieder bewusst zu werden, mit denen du geboren wurdest. Lerne sie zu gebrauchen, breite deine Schwingen aus und erschaffe dir selbstbestimmt deinen Weg hinein in ein authentisches Leben.

Deine
Caroline Makovec
www.psychologie-makovec.at

QUELLENVERZEICHNIS

1 https://mymonk.de/gaben-hochsensible (Zugriff: 13.03.2020)

2 Alfried Längle: Lehrbuch zur Existenzanalyse. Grundlagen. facultas.wuv; 2. Auflage 2014

3 Lao Tse: Das Buch vom rechten Wege und von der rechten Gesinnung (Tao Te King). Übersetzung: Jan Ulenbrook, Ullstein 1980

3 Laotse: Tao Te King. Das Buch vom Sinn und Leben. Übersetzung: Richard Wilhelm. Diederichs Gelbe Reihe 2004

4 C. G. Jung: Die Beziehungen zwischen dem Ich und dem Unbewussten. Patmos Verlag; 1. Auflage 2019

5 Dean Gregory: Quotes: Earl Nightingale: Brilliant Quotes Of Wisdom By The Legendary Motivational Speaker Earl Nightingale (English Edition); Kindle-Ausgabe

6 Ken Wilber: Das Spektrum des Bewusstseins. Ein metapsychologisches Modell des Bewusstseins und der Disziplinen, die es erforschen. Übersetzung: Jochen Eggert. Scherz; 1. Auflage 1989

7 William Shakespeare: Hamlet: Englisch/Deutsch. Übersetzung: Holger Klein. Reclam 2014

8 Isabel Hartmann, Rainer Knieling: Gemeinde neu denken: Geistliche Orientierung in wachsender Komplexität. Gütersloher Verlagshaus; 3. Auflage (22. September 2014)

9 Gottlieb Guntern: Intuition und Kreativität. Scalo Verlag AG 1996

10 Nikola Patzel: Symbole Im Landbau: Zur spirituellen Naturbeziehung in der Schweizer Agrarkultur. oekom verlag; 1. Auflage 2015

11 László Harmat, Frans Ørsted Andersen, Fredrik Ullén, Jon Wright, Gaynor Sadlo: Flow Experience: Empirical Research and Applications. Springer; 1. Auflage 2016

12 Psychology Today: Dare to be yourself. Kernis & Goldman, 2006

13 Abraham H. Maslow: Maslow on Management. Wiley; 1. Auflage 2008

14 Harold D. Lasswell: Democratic Character, in: Harold D. Lasswell: The Political Writings of Harold D. Lasswell, Glencoe, S. 465–525. 1951

15 https://de.wikipedia.org/wiki/Selbstliebe (Zugriff: 24.03.2020)

16 in Anlehnung an: Gay Hendricks, Kathlyn Hendricks: Conscious Loving: The Journey to Co-Committment. Bantam; Reprint 1992

17 https://de.wikipedia.org/wiki/Hingabe (Zugriff: 05.04.2020)

18 D. H. Lawrence: Lady Chatterly. Rowohlt; 30. Auflage 1976; Kindle Ausgabe

19 Paul Watzlawick: Anleitung zum Unglücklichsein. Piper; 15. Auflage 2009

20 Hans-Otto Thomashoff: Ich suchte das Glück und fand die Zufriedenheit: Eine spannende Reise in die Welt von Gehirn und Psyche. Ariston; Originalausgabe 2014

21 Luca Rohleder: Die Berufung für Hochsensible: Die Gratwanderung zwischen Genialität und Zusammenbruch. dielus edition; 5. Auflage 2021

22 Juvenal: Satiren. Übersetzung: Harry C. Schnur. Reclam Verlag 2013

23 Pargament, K. I. & Raiya, H. A. (2007). A decade of research on the psychology of religion and coping: Things we assumed and lessons we learned. Psyke & Logos, 28, 742–766

24 M. E. Seligman & M. Csikszentmihalyi: Positive psychology. An introduction. The American Psychologist, 55(1), 5–14. 2000

25 Oscar Wilde: The Critic as Artist. Thames & Hudson; 1. Auflage 2019

26 Tom Hodgkinson: Anleitung zum Müßiggang. Insel Verlag; 5. Auflage 2013

27 https://1000-zitate.de/autor/Heinrich+Zille/ (Zugriff: 28.04.2020)

28 https://link.springer.com/article/10.1007/s15006-018-0269-7 (Zugriff: 05.05.2020)

29 Alfried Längle: Sinnvoll leben. Eine praktische Anleitung der Logotherapie. Residenz; 2. Auflage 2011

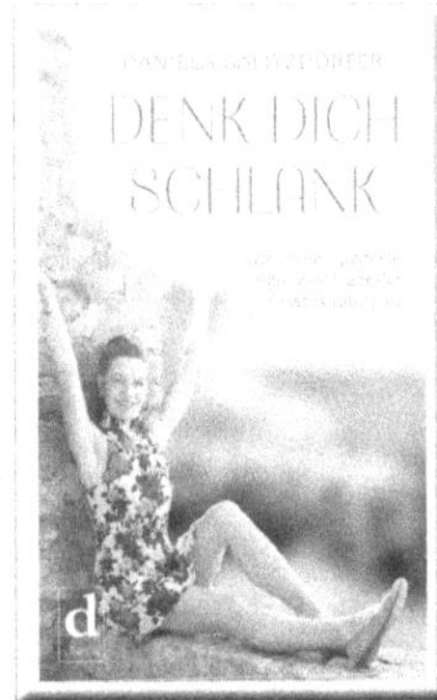

DANIELA GALITZDÖRFER

Denk Dich schlank

Warum eine perfekte Figur eine Frage der Geisteshaltung ist

ISBN 978-3-9822120-1-2

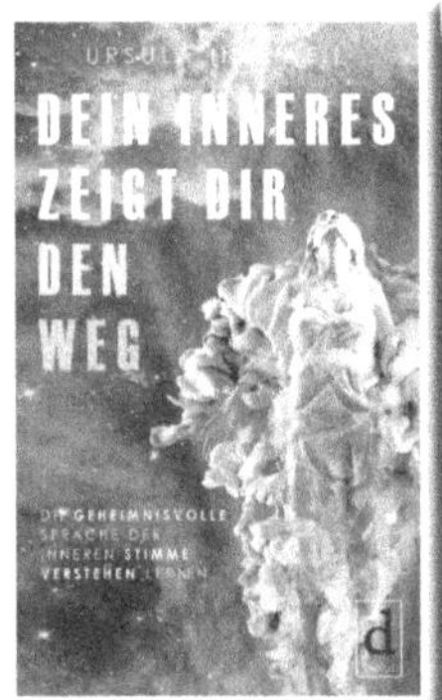

URSULA INES KEIL

Dein Inneres zeigt Dir den Weg

Die geheimnisvolle Sprache der inneren Stimme verstehen lernen

ISBN 978-3-9820125-7-5

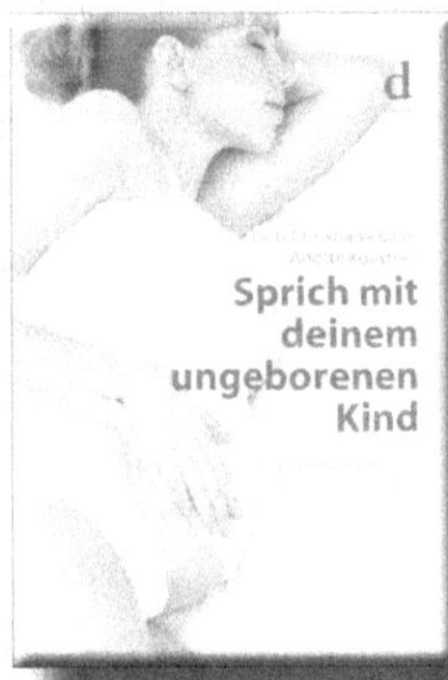

LEILA CHRISTIANE JÄGER
ANETTE KOESTNER

Sprich mit deinem ungeborenen Kind

Mit Meditationstechniken erfahren, wie es dem Baby geht und was es möchte

ISBN 978-3-9817975-2-7

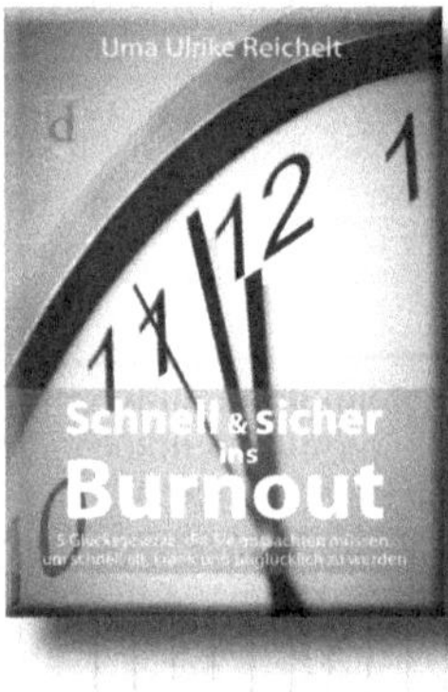

UMA ULRIKE REICHELT

Schnell & sicher ins Burnout

5 Glücksgesetze, die Sie missachten müssen, um schnell alt, krank und unglücklich zu werden

ISBN 978-3-9818928-4-0

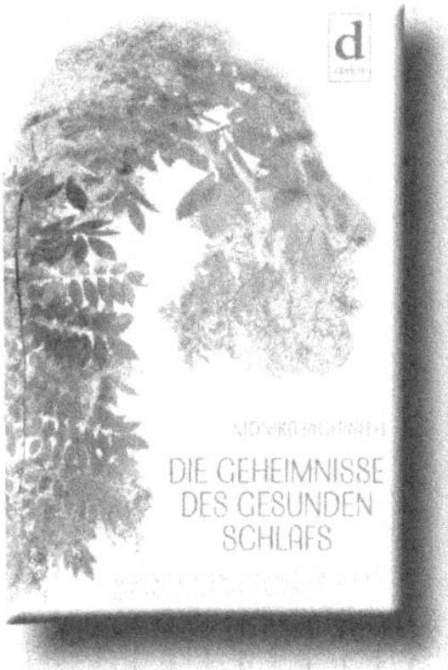
d
MONIKA RICHRATH
DIE GEHEIMNISSE
DES GESUNDEN
SCHLAFS

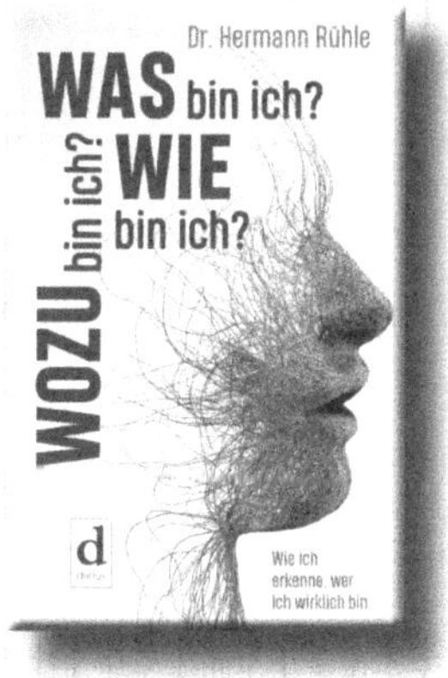
Dr. Hermann Rühle
WAS bin ich?
WIE bin ich?
WOZU bin ich?
d
Wie ich erkenne, wer ich wirklich bin

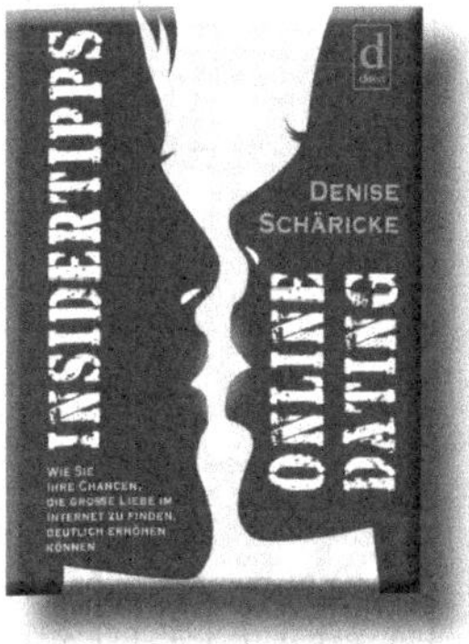
INSIDERTIPPS
d
DENISE SCHÄRICKE
ONLINE DATING
WIE SIE IHRE CHANCEN, DIE GROSSE LIEBE IM INTERNET ZU FINDEN, DEUTLICH ERHÖHEN KÖNNEN